AF502018

ESQUISSE DE CLIMATOLOGIE MÉDICALE

SUR

PAU ET LES ENVIRONS

PAR

LE Dr DUBOUÉ
Membre correspondant de l'Académie de médecine

Mémoire communiqué à l'Association médicale des Basses-Pyrénées
(*Groupe de Pau*)
ET LU PAR FRAGMENTS, DANS LA SÉANCE DU 20 MAI 1880.

PARIS
ADRIEN DELAHAYE et E. LECROSNIER, ÉDITEURS
PLACE DE L'ÉCOLE-DE-MÉDECINE

1880

DE LA

FONSSA Faculté de médecine de Montpellier, etc. ... quée, basé sur les indications, suivi d'un précis de ... logie infantiles et de notions de pharmacologie ... signalés dans le cours de l'ouvrage. 2 vol. in-8. ...

WOILLEZ (E.-J.), médecin honoraire de l'hôpital ... **théorique et clinique de Percussion et d'Aus...** dice sur l'inspection, la palpation et la mensura... in-18 avec 101 figures intercalées dans le texte ...
Cartonné. ...

LEGRAND DU SAULLE, médecin de la Salpêtrière ... **légale sur les testaments contestés pour ...** in-8. ...

LEVEN, médecin en chef de l'hôpital Rothschild, etc. ... **de l'estomac.** 1 vol. in-8 ...

BUCHHOLTZ. **Guide élémentaire du médecin ...**
Prix. ...

PETIT (H.), sous-bibliothécaire à la Faculté de méde... **de la Gastrotomie**, ouvrage précédé d'une intro... seur VERNEUIL. 1 vol. in-8. ...

LANGLEBERT. **Aphorismes sur les maladies ...** formulaire magistral pour le traitement de ces ... avec fig., 2e édit., revue et augmentée. 1875. ...

LANGLEBERT. **La syphilis dans ses rapports ...** in-12 de 332 pages. 1873. ...

BOSSU. **Lois et mystères** des fonctions de repro... tous les êtres animés, spécialement chez l'homme ... in-12 avec 2 planches coloriées. 1875. ...

MOUSSAUD. **Précis pratique des maladies des or...** 1 vol. in-12 avec fig. dans le texte. 1876. ...

NOTTA. **Médecins et clients.** 2e édit. 1 vol. in-18 de ...

RIANT (A.), professeur d'hygiène, médecin à l'École ... de la Seine, etc. **Leçons d'hygiène** contenant les ... officiel adopté par le ministre de l'instruction publique ... écoles normales. 2e édit. 1 beau vol. in-18. 1875. ...

... **La médecine du bon sens.** De l'emploi de... cine et en thérapeutique. 2e édit. 1 vol. in-12. 1867. ...

BENOIST DE LA GRANDIÈRE. **Notions d'hygiène ... teurs et des écoles normales primaires.** 3e édit. 1 vol. ...

LE BRET, président de la Société d'hydrologie médica... **médical des eaux minérales.** 1 vol. in-18. 187... Cartonné. ...

GUICHET (A.). **Les États-Unis** (*United States Am...*) ... scientifique, les Facultés de médecine, les ... ..., etc. 1 vol. in-18. 1867. ...

... chirurgien de l'hôpital du Midi, etc. ... **Leçons cliniques** professées à l'hôpital ... par le Dr ..., suivies d'un Mémoire ... par le professeur. 1861. 1 vol. in-8 de ...

... chirurgien de l'hôpital du Midi, membre ... **Leçons sur le chancre**, professées à l'hô... publiées par le Dr A. FOURNIER, suivies ... et d'un formulaire spécial. 2e édit. revue et au... ...

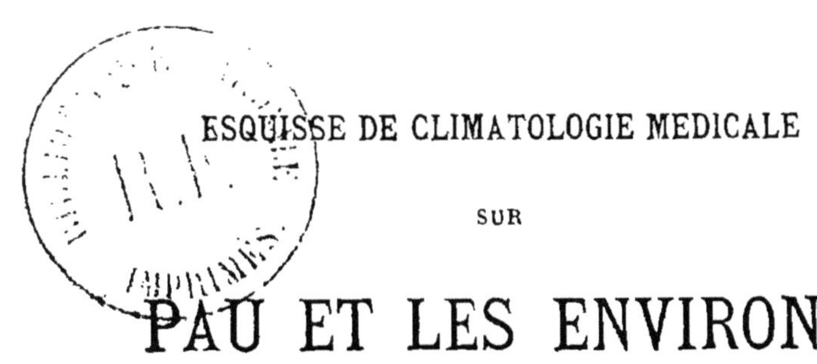

ESQUISSE DE CLIMATOLOGIE MEDICALE

SUR

PAU ET LES ENVIRONS

OUVRAGES DU MÊME AUTEUR

Essai sur l'expérimentation thérapeutique. (Thèse inaugurale ; Paris, 1859.)

Etude clinique sur un signe peu connu pouvant servir au diagnostic des fièvres larvées paludéennes. (Moniteur des Sciences ; Paris, 1861.)

Nouvelles recherches sur le diagnostic des fièvres larvées paludéennes. (Moniteur des Sciences ; Paris, 1862.)

Mémoires sur l'emploi d'un nouveau procédé autoplastique ou à lambeaux dans l'opération de la fistule vésico-vaginale. (Mém. de la Soc. de chir., t. VI, 1865.)

De l'hématocèle utéro-ovarienne extra-péritonéale. (Bull. de la Soc. de chir., 1865, t. VI, 2e série.)

Note sur deux cas de hernie étranglée. (Bull. de la Soc. de chir., 1865, t. VI, 2e série.)

De l'impaludisme. (1 vol. gr. in-8. Alexandre Coccoz, édit.; Paris, 1867.)

Sur un procédé nouveau de l'opération du phimosis (procédé du fil conducteur). (Bull. de la Soc. de chir., 1869, t. X, 2e série.)

Note sur l'emploi et les bons effets du tannin dans la pleurésie et notamment dans la pleurésie chronique purulente. (Gaz. hebd. de méd. et de chir.; Paris, 1872.)

De l'odeur acide de l'haleine, comme signe du diabète. (Bull. de la Soc. de chir., 1872, t. I, 3e série.)

Recherches sur les propriétés thérapeutiques du seigle ergoté. Action comparée de divers médicaments et en particulier de la quinine, de l'arsenic, de l'eau froide, du seigle ergoté et de la propylamine. (In-8, 1873, 220 p.)

Observation de grossesse extra-utérine, gastrotomie, guérison, fistule intestinale au niveau de l'ombilic. (Archiv. de Tocologie ; Paris, 1874.)

De l'action du sulfate de quinine sur l'utérus. (Annales de Gynécologie ; Paris, 1874.)

De quelques principes fondamentaux de la thérapeutique. Applications pratiques. Recherches sur les propriétés du sulfate de quinine, de l'eau froide, de l'arsenic, du seigle ergoté, du tannin et du permanganate de potasse, de la pathogénie des lésions morbides et du traitement rationnel du choléra. (In-8 de 156 p., 1876.)

Des bons effets du tannin dans un cas de vomissements incoercibles pendant la grossesse. (In-8, 1878.)

De la physiologie pathologique de la fièvre typhoïde et des indications thérapeutiques qui en dérivent. (In-8 de 148 p., 1878.)

ESQUISSE DE CLIMATOLOGIE MÉDICALE

SUR

PAU ET LES ENVIRONS

PAR

LE Dr DUBOUÉ

Membre correspondant de l'Académie de médecine

Memoire communiqué à l'Association médicale des Basses-Pyrénées

(*Groupe de Pau*)

ET LU PAR FRAGMENTS, DANS LA SÉANCE DU 20 MAI 1880.

PARIS

ADRIEN DELAHAYE et E. LECROSNIER, ÉDITEURS

PLACE DE L'ÉCOLE-DE-MÉDECINE

1880

ESQUISSE DE CLIMATOLOGIE MÉDICALE

SUR

PAU ET LES ENVIRONS

Sans pouvoir prétendre à jouer le rôle d'une société savante, chaque association locale, en groupant autour d'elle les diverses études d'hygiène et de pathologie qui intéressent la contrée où elle réside, chaque association locale, comme la nôtre, pourrait contribuer à constituer à la longue l'étude complète de la climatologie de la France dont, à l'heure actuelle, nous ne possédons guère que des fragments disséminés et sans liens suffisants. Quoique de pareils documents réclament une longue et rigoureuse observation et exigent, pour être convenablement recueillis, le concours assidu d'un très grand nombre de médecins, il ne saurait être absolument interdit d'en esquisser quelques traits essentiels, quand il est impossible de les connaître en entier, avec les particularités diverses que l'avenir seul pourra nous révéler.

C'est ce que je viens faire aujourd'hui dans ce court exposé où je me propose de résumer, pour ainsi dire, l'impression générale qu'a laissée dans mon esprit la physionomie des diverses affections morbides que j'ai eu à traiter dans ce pays, durant une pratique qui remonte déjà à vingt années. Au lieu de passer ici en revue tout le cadre nosologique, je me bornerai à relater brièvement les quelques remarques que j'ai pu faire sur telle ou telle d'entre elles qui m'a principalement frappé. Si je ne puis pas réussir à être parfaitement exact dans mes appréciations, j'ose affirmer du moins que je les livre à mes confrères avec la plus entière sincérité et je chercherai à en écarter, avec un soin scrupuleux, tous les jugements le plus sujets à à controverse, ceux qui ont trait, par exemple, à la thérapeutique pour lesquels un accord général serait aussi désirable cependant qu'il est difficile à obtenir.

Si incomplètes qu'elles puissent être, ces appréciations sommaires pourront ne pas être, je l'espère du moins, absolument dénuées d'utilité. Car c'est par comparaison que nous jugeons toutes choses, et, pour nous prononcer en connaissance de cause sur le cas le plus simple de pratique, nous faisons sans cesse appel à l'expérience passée et, s'il se peut, à l'expérience acquise dans le milieu même où nous exerçons. Un médecin étranger, qui n'aurait observé qu'à Londres la *scarlatine* ou la *coqueluche*, serait-il bien fondé, par exemple, à porter, sur les cas observés dans notre pays, le même pronostic grave qu'il a dû si souvent porter dans cette grande ville? Dans la dernière semaine de mars de cette année, on a noté, dans celle-ci, 51 décès par scarlatine et 112 par coqueluche. Or, je suis très fermement convaincu qu'il faudrait remonter à plusieurs siècles en arrière pour trouver une mortalité équivalente, due aux mêmes causes dans notre circonscription médicale tout entière.

Qui ne voit par là la grande utilité qu'il y aurait à fixer, par des statistiques multipliées et des chiffres précis, le nombre et le degré de gravité de diverses affections morbides qui s'observent dans notre pays, etc., renseignements qui nous ont fait défaut à tous au début de notre pratique et que nous ne pouvons posséder que fort incomplètement, si nous restons livrés à nous-mêmes, fussions-nous arrivés au terme d'une longue et laborieuse carrière? Un pareil travail, s'il était conçu et exécuté avec autant de précision que de constance et d'esprit de suite, ferait honneur aux médecins de toute une région et serait digne en particulier d'occuper les loisirs des plus jeunes d'entre eux. Ceux-ci trouveraient certainement, chez leurs aînés, tous les renseignements dont ils auraient besoin, au fur et à mesure qu'il poursuivraient leurs recherches; ils ne tarderaient pas à jeter de la sorte les fondements solides de notre climatologie régionale et, après avoir fait œuvre utile pour eux-mêmes, ils en feraient profiter leurs confrères du département et acquerraient ainsi tous les droits possibles à leur reconnaissance.

D'autre part, si ces documents, dès qu'ils auraient été recueillis, étaient soumis, ne fût-ce qu'une fois par an, au contrôle des médecins réunis de notre groupe, ils acquerraient une valeur bien plus grande après toute discussion consciencieuse à laquelle ils pourraient donner lieu. On verrait s'élever ainsi un accord général parmi les médecins d'un même groupe sur la manière d'envisager les principales affections morbides qu'ils auraient à soigner journellement, et, tôt ou tard, cet accord se traduirait par une sorte d'uniformité de la pratique médicale et par l'adoption des meilleures méthodes thérapeutiques,

En attendant cet heureux temps qui n'arrivera pas de sitôt, je me bornerai à mentionner ici les quelques remarques qu'il m'a été donné de faire dans le cours de ma pratique jusqu'à ce jour.

Mais je crois devoir donner auparavant quelques renseignements indispensables à connaître sur la topographie de notre ville, ainsi que sur les phénomènes principaux de météorologie qu'on y observe habituellement. Je dois ajouter que n'ayant fait aucune recherche personnelle dans ce sens, je me suis borné à puiser la plupart de ces renseignements dans les ouvrages qui ont été publiés, sur le climat de notre pays, par des auteurs ayant acquis une grande et légitime autorité.

A. — **Topographie et Météorologie.**

La ville de Pau, située à 43° 17' de latitude, à 2° 42' de longitude occidentale et à 207 mètres au-dessus du niveau de la mer, est bâtie à l'extrémité d'un plateau élevé lui-même de 30 à 35 mètres au-dessus de la vallée du Gave qui passe à ses pieds. Elle est, en outre, parcourue, de l'est à l'ouest, dans presque toute sa longueur par un profond ravin livrant passage à un petit ruisseau, aujourd'hui complètement couvert, qu'on appelle le Hédas. Elle est bornée au nord, au sud et à l'est par des collines qui l'entourent et la protègent contre les vents dans presque toute son étendue. Le seul côté, l'ouest, par lequel elle aurait pu être exposée au vent, est précisément occupé dans une longueur de plus d'un kilomètre par une promenade qu'on appelle le *Parc*, laquelle est formée par des arbres très élevés et très rapprochés les uns des autres et se prolonge dans la direction générale de la ville, sur l'extrémité occidentale du plateau où celle-ci se trouve construite. L'art est donc venu en aide à la nature pour que notre cité fût, autant que possible, mise à l'abri des vent modérés sinon des vents très forts qui y soufflent d'ailleurs bien rarement.

Cette position, jointe à la porosité de son sol sablonneux (1), nous explique comment l'eau pluviale ne peut absolument pas séjourner à la surface du sol ; car, à mesure qu'elle tombe, elle est en partie absorbée par ce dernier qui la conduit à une nappe d'eau souterraine et peu profonde, et toute celle qui n'est pas absorbée s'écoule sur-le-champ dans le sens de la double déclivité que je viens de signaler. Mais, pour ne laisser subsister aucun doute dans l'esprit du lecteur sur ce point essentiel, je crois devoir transcrire ici *in extenso* une note très précise et d'une autorité qui s'impose, note que je dois à l'obligeance de mon excellent ami, M. Genreau, ingénieur des mines, résidant à Pau depuis plusieurs années :

« La ville de Pau, dit-il, est assise, en grande « partie, sur un terrain d'alluvions anciennes qui do- « mine de 30 à 35 mètres de hauteur les vallées de

(1) Voyez l'ouvrage de M. Taylor. De l'influence curative du climat de Pau et des eaux minérales des Pyrénées sur les maladies, p. 60. Pau, E. Vignancour, édit., 1843.

« l'Ousse et du Gave d'Ossau. Cette terrasse fait suite « au vaste plateau du Pont-Long qui se développe au « nord de la ville, en s'élevant avec une pente douce, « mais cependant assez sensible, jusqu'à la base des « coteaux de Buros et de Morlàas; elle offre ainsi une « légère pente générale vers le sud, et comme elle est « profondément sillonnée dans le milieu même de la « ville de Pau par le ravin du Hédas, et, plus au nord, « par la dépression qui aboutit au ravin de la Herrère, « cette disposition des lieux facilite le rapide écoule- « ment des eaux superficielles, d'une part, de l'est « vers l'ouest suivant la direction de ces deux ravins, « d'autre part, vers le sud, dans la vallée de l'Ousse et « du Gave.

« Mais, en dehors de ces circonstances favorables « qui résultent du relief du sol, la composition du sous- « sol s'oppose également à la stagnation des eaux.

« Cette composition apparaît avec netteté dès que « l'on descend dans la vallée de l'Ousse et du Gave par « les chemins qui conduisent aux fontaines de Tres- « poey et de Batsalle, et l'on observe alors qu'au-des- « sous d'un dépôt superficiel d'argile dont l'épaisseur « va en diminuant sur les pentes, s'étend horizontale- « ment un puissant dépôt caillouteux et sableux, com- « posé principalement de galets ovoïdes de granit et « de gneiss dont les éléments feldspathiques sont en- « tièrement décomposés. Ces galets, qui ont conservé « leur forme, mais qui se désagrègent avec la plus « grande facilité, sont englobés dans des sables fins, « n'offrant aucune adhérence, de telle sorte que tout « ce dépôt est essentiellement perméable.

« C'est à la base de ce dépôt que circule la nappe

« d'eau souterraine du Pont-Long, et qu'apparaissent « dans le ravin de la Herrère et dans la vallée de « l'Ousse et du Gave les fontaines des marnières de « Trespoey et de Batsalle.

« Au-dessous de ces dépôts diluviens et à la base de « la terrasse qui porte la ville de Pau se développent « les derniers relèvements du poudingue de Palassou, « formation puissante de galets calcaires, mais ici « compacts et fortement cimentés, qui constitue tout le « chaînon du parc de Pau, ainsi que les coteaux de « Guindalos et de Jurançon.

« La couche superficielle d'argile qui forme le sol de « la ville de Pau, en recouvrant le dépôt caillouteux et « sableux sous-jacent, a une épaisseur un peu variable « suivant les divers quartiers de la ville, mais cette « épaisseur ne dépasse jamais deux mètres, même sur « les sommets de la terrasse, et elle diminue beaucoup « sur les pentes, au point de s'atténuer parfois presque « complètement.

« Cette couche argileuse est peu perméable de sa « nature, mais elle a souvent disparu par le fait du « remaniement de terrain dans les quartiers habités, « et elle est partout traversée par les fondations des « nombreuses constructions de la ville, de telle sorte « que la couche perméable sous-jacente a été ainsi at- « teinte sur des points très multipliés, et ne se trouve « plus isolée de la surface par l'interposition d'un « manteau argileux continu et imperméable. Les eaux « qui tombent à la surface du sol trouvent donc un « écoulement facile dans le sens de la verticale, et elles « sont ainsi en grande partie absorbées par le dépôt « caillouteux et sableux qui s'étend horizontalement à

« une faible profondeur au-dessous de la surface, de « telle sorte que la composition du sous-sol, comme la « disposition générale du relief du sol, facilite le « prompt assèchement des terrains de la ville. »

La connaissance de cette constitution du sol et du sous-sol nous explique comment, quelques heures à peine après que la pluie a cessé et *a fortiori* le lendemain, le sol des rues est devenu presque entièrement sec. L'eau ne pouvant pas séjourner à la surface du sol, il en résulte encore que l'air ne peut que très rarement se saturer d'humidité, même par les temps de pluies fortes et prolongées. Aussi ne voit-on presque jamais de l'humidité, dans notre ville, sur le pavé des rues, sur les rampes d'escalier, ni sur les tapisseries des maisons. Autres détails qui démontrent cette absence d'humidité, c'est d'une part, que les objets en fer ou en acier exposés à l'air libre s'y oxydent difficilement, et, d'autre part, ce qui est bien facile à vérifier, c'est que le frottement des allumettes y rend, en tout temps, le phosphore incandescent, ce qui est loin d'arriver toujours dans les pays humides.

Ce défaut d'humidité avait été déjà signalé par M. Taylor (1). Voici, d'autre part, les chiffres indiqués par l'hygromètre dans une moyenne de 15 années, et dont nous devons la connaissance à M. Drewy-Ottley (2) :

Et cependant le nombre des jours de pluie y est assez considérable, puisqu'il s'élève à 163 par an ou à 13,5 par mois, d'après le même auteur, qui nous

(1) Loc. cit., p. 56.
(2) Bull. de la Soc. Ramond, 1872, p. 126 et suiv.

MÔIS.	9 heures du matin.	2 heures de l'après-midi.
Janvier	81	68
Février	79	65
Mars	76	63
Avril	73	60
Mai	71	59
Juin	71	56
Juillet	72	55
Août	71	57
Septembre	74	58
Octobre	78	65
Novembre	81	69
Décembre	82	71
ANNÉE	76	62

donne également la moyenne par mois de la hauteur des pluies, dans une période de 15 années (de 1854 à 1869) :

Janvier.	Février.	Mars.	Avril.	Mai.	Juin.	ANNÉE
103.7	67.4	122.5	116.1	157.4	114.8	1186.0
Juillet.	**Août.**	**Septembre.**	**Octobre.**	**Novembre.**	**Décembre.**	
52.8	56.8	91.7	113.0	95.6	94.1	

Voici, d'autre part, la moyenne des pressions barométriques indiquées par le même auteur, durant la même période.

MOYENNE MENSUELLE.

Janv.	Févr.	Mars.	Avril.	Mai.	Juin.	Juillet.	Août.	Sept.	Oct.	Nov.	Déc.
743.7	744.0	742.0	742.2	741.7	743.5	743.7	743.0	743.0	742.0	742.5	744.7

VARIATION MENSUELLE.

25.3	22.5	25.0	19.0	16.0	13.4	10.5	12.5	15.6	19.5	23.8	21.4

VARIATION D'UN JOUR A L'AUTRE.

3.6	3.4	3.7	3.2	2.4	2.4	1.8	2.0	2.7	2.9	3.2	3.3

Voici enfin le tableau de la température, donné par le même auteur, durant la même période de 15 années.

MOIS.	Moyenne des minima.	Moyenne des maxima.	Moyenne à 9 h. du matin.	Moyenne mensuelle.	Minima absolus.	Maxima absolus.
Janvier......	2°,3	9°,1	4°,5	5°,70	— 12°,8	19°,0
Février......	3.2	10.6	5.7	6.90	— 7.7	20.0
Mars........	5.2	12.7	8.6	8.95	— 5.2	25.0
Avril........	8.5	17.5	13.2	13.0	— 1.0	27.5
Mai.........	11.0	19.5	16.0	15.25	2.1	31.5
Juin.........	13.8	22.8	18.8	18.30	5.8	33.5
Juillet.......	15.2	24.7	20.3	19.95	?	?
Août........	15.5	25.6	20.2	20.55	?	36.0
Septembre...	13.2	23.5	17.9	18.35	5.0	32.0
Octobre......	10.0	18.2	13.5	14.10	— 0.1	26.5
Novembre ...	5.2	12.4	7.7	8.80	— 5.0	22.2
Décembre....	3.2	9.5	5.0	6.35	— 6.6	16.0
Moy. annuelle	8.86	17.17	12.62	13.02		

L'absence habituelle de vents constitue un des caractères les plus remarquables de notre climat et a été constatée par tous les observateurs, médecins ou autres qui y ont résidé pendant un temps suffisant. Comme je n'ai ni ne puis avoir en fait de météorologie aucune compétence personnelle et que je ne veux pas laisser supposer au lecteur que je cherche à traduire, avec quelque complaisance, les opinions qui ont été émises à ce sujet, je crois devoir mentionner textuellement le long passage suivant, extrait de l'excellent et consciencieux ouvrage d'un médecin étranger à notre ville, de M. Ed. Carrière sur le climat de Pau : « Dans la série « des médecins, dit-il (1), qui ont traité du climat de « la capitale du Béarn, je place en tête Sir James « Clark, le patriarche de la climatologie médicale en « Angleterre. Les détails dans lesquels il entre, dans « son livre sur cette station, montrent qu'il ne s'est « pas borné à se faire le rapporteur d'impressions ou « d'observations qu'il n'aurait pas vérifiées. Tout y « prouve qu'il a étudié par lui-même un lieu d'hiver- « nage qu'il devait si souvent recommander à ses « clients ; pleine justice y est rendue à la qualité do- « minante telle que la constatent les impressions « personnelles et l'observation attentive de la météo- « rologie. »

[« Il y a dans le climat de Pau, écrit l'éminent mé- » decin, plusieurs circonstances qui rendent le séjour » de cette ville favorable à une certaine classe de ma- » lades. Lorsqu'il ne pleut pas l'atmosphère est sèche » et le temps beau, et il n'y a ni brouillards ni vents

(1) P. 53. J.-B. Baillière, édit. Paris, 1870.

» perçants. Le calme de l'atmosphère, ajoute-t-il en-
» core, est un caractère frappant de ce climat où les
» grands vents sont rares et de courte durée. »]

« Un savant non moins autorisé, reprend à son
« tour M. Carrière, mais un Français cette fois, le
« Dr P. C. A. Louis, s'exprime encore d'une manière
« plus explicite. Clark se montre aussi affirmatif qu'on
« peut l'être. Le Dr Louis, en racontant ses impres-
« sions, met plus encore en relief une qualité si favo-
« rable à tant de maladies graves et qui se rencontre
« difficilement, même dans les stations le plus en
« renom. »

[« Après la magnificence du paysage, dit cet éminent
» praticien, on est surtout frappé, en arrivant à Pau,
» du calme de l'atmosphère, calme si complet du
» 15 octobre au 12 décembre l'an dernier (1855), que
» j'ai bien vu, pendant cet espace de temps, les feuilles
» des arbres osciller, mais jamais leurs branches ; en
» sorte que, pendant les six premières semaines de
» mon séjour dans la capitale du Béarn, j'étais dans
» un étonnement perpétuel, n'ayant jamais rien vu de
» semblable. Si, depuis le milieu de décembre, l'at-
» mosphère de Pau n'a pas été aussi parfaitement
» calme, le vent y a toujours été rare ; et si je ne puis
» affirmer, d'après mon expérience personnelle, qu'il
» en soit toujours ainsi pendant la mauvaise saison,
» il m'est impossible, après avoir consulté les tableaux
» météorologiques dressés à Pau et recueilli les témoi-
» gnages des personnes les plus dignes de foi, de croire
» que, sous le rapport du vent, l'hiver qui finit diffère
» beaucoup des autres hivers. »]

« Le Dr Foville, cité par Scoresby, ajoute enfin

« M. Carrière, confirme par l'expérience d'un hiver-
« nage de deux années la réalité de ce trait dominant
« de la météorologie qui avait frappé le Dr Louis. Ce
« qui se fait remarquer avant toutes choses, c'est, selon
« lui, le calme profond de l'air. »

Un peu plus loin, M. Carrière rapporte l'opinion de MM. Taylor, Scoresby et Gigot-Suard :

« Le Dr A. Taylor, dit-il (1), résume ainsi les
« qualités dominantes de l'atmosphère et leur donne
« un cachet de certitude de plus :

[« La conformation topographique des environs de
» Pau met presque entièrement la ville à l'abri du
» vent, de sorte qu'il est souvent difficile d'indiquer
» le point d'où il souffle..... Quoiqu'il y ait à Pau de
» nombreuses variations atmosphériques, néanmoins,
» à cause de l'absence de toute grande agitation dans
» l'air, elles sont inoffensives pour le malade. En effet
» la machine humaine semble, en santé comme en
» maladie, partager le calme qui règne dans le monde.»]

« Après Taylor, il faudrait citer Scoresby, son com-
« patriote . . . .

« Le Dr Gigot-Suard a fait entrer, dans ses études
« sur les divers climats, une bonne exposition des
« conditions météorologiques du climat de Pau. Il ne
« s'est pas borné à rapporter les témoignages qui ont
« le plus d'autorité sur la question, il en a fait encore
« une judicieuse critique. Il met en lumière, comme
« ses devanciers, ce trait principal de caractère qui
« imprime une physionomie spéciale au climat, c'est-
« à-dire le calme profond de l'atmosphère. »

(1) P. 57 et suiv.

[« La température, dit-il, y subit aussi de nom-
» breuses et fortes variations, mais, la ville étant
» presque entièrement abritée des vents par sa situa-
» tion topographique, l'absence de toute grande agi-
» tation dans l'air rend les perturbations de la calo-
» ricité atmosphérique moins sensibles pour les
» organisations délicates et souffrantes. »]

Quant à la direction et à l'influence des vents principaux, voici ce qu'en dit Sir James Clark, cité par M. Taylor (1) : « Le vent d'ouest qui souffle directement
« de l'Atlantique, est accompagné de pluie ; le vent du
« nord-ouest et tous ceux qui sont compris entre ce
« point et le nord-est amènent un temps sec et froid.
« Les vents du sud et du sud-ouest sont chauds et
« lourds. Les vents d'ouest ou de l'Atlantique sont
« ceux qui dominent ; celui du nord est faible et ne
« souffle pas souvent ; les vents accablants d'*ouest* (2)
« sont peu fréquents et durent rarement plus de vingt-
« quatre heures. Pau paraît presque exempt des vents
« chauds du sud et des vents froids du nord-ouest,
« qui sont généralement dominants dans cette partie
« de la France.

« Les vents d'est sont les plus fréquents après ceux
« d'ouest avec lesquels ils alternent, et on a remarqué
« que, selon que l'un ou l'autre prend le dessus, le
« temps est pluvieux ou bien sec et agréable. »

Grâce à l'extrême obligeance de mon ami M. Albert Piche, dont la compétence est si grande en ces matières,

(1) Climat de Pau. Loc. cit., p. 60.

(2) J'ai dû respecter le texte, quoiqu'il me paraisse infiniment probable et même certain que l'auteur a voulu parler des vents du *Sud* qui sont, en effet, très rares dans notre ville.

j'ai eu l'heureuse fortune de pouvoir joindre aux données qui précèdent quelques documents précieux et inédits sur divers phénomènes de météorologie observés dans notre ville ou dans les environs. Je crois donc devoir insérer ici textuellement la note que M. Piche a bien voulu rédiger, sur ma demande, ainsi que les tableaux qui y font suite.

Note sur deux séries inédites d'observations relatives au climat de Pau, par M. A. Piche,

Secrétaire de la commission météorologique des Basses-Pyrénées.

1. — Observations du Dr Ottley.

Dans son ouvrage sur le climat de Pau, M. le Dr Carrière mentionne deux fois le nom de M. le Dr Ottley ; mais il ne semble pas avoir eu à sa disposition les observations de ce médecin anglais.

M. Ottley est cependant le seul observateur qui ait mené à bien une longue série d'observations météorologiques faites à Pau même, dans d'assez bonnes conditions.

En 1872 il publia dans le Bulletin de la Société Ramond, de Bagnères-de-Bigorre, une étude intitulée : *Notes sur la météorologie de Pau*, qui donne le résumé de ses observations pendant 15 années (1854 à 1868), et qui est accompagnée de plusieurs tableaux.

Il serait à désirer que cette étude fût réimprimée ; car aujourd'hui on pourrait difficilement se la procurer.

En attendant, je suis heureux que mon collègue et ami M. le Dr Duboué veuille bien publier une autre série d'observations faites par M. Ottley et qui sont inédites.

Ce manuscrit, qui m'a été donné par M. le Dr Daran, ne contient que les observations de 10 années (1854 à 1863); mais il ne donne pas seulement les moyennes générales de cette période, il renferme les moyennes mensuelles, année par année, et permet ainsi de se rendre compte des variations du climat d'une année à l'autre, ce qui est bien plus important.

J'ai copié les tableaux avec beaucoup de soin et refait le calcul des moyennes qui présentaient quelques légères erreurs.

C'est là un document précieux pour l'étude du climat de Pau.

Bien que ces observations n'aient pas été faites dans des conditions rigoureusement scientifiques, je crois qu'elles ont une grande valeur et qu'elles s'écartent peu de la réalité.

Seules, les observations pluviométriques ne m'inspirent pas confiance; en les comparant avec d'autres observations, j'ai trouvé que les chiffres étaient trop élevés; j'ai eu d'ailleurs l'occasion de voir entre les mains de M. Anderson le pluviomètre qui avait servi au Dr Ottley et j'ai pu m'assurer que le couvercle fermait mal et laissait pénétrer un peu d'eau.

Il faut donc n'accorder qu'une valeur relative aux observations sur la hauteur de la pluie.

M. le Dr Ottley a calculé la moyenne mensuelle d'après la moyenne des *minima*, celle des *maxima* et celle de 9 heures du matin, en employant les corrections nécessaires pour obtenir la moyenne vraie d'après les tables météorologiques de l'observatoire de Greenwich.

Je ne sais si ces tables peuvent s'appliquer à Pau; aussi ai-je donné dans la neuvième colonne les moyennes déduites des observations *minima* et *maxima* seulement.

CLIMAT DE PAU. **JANVIER.** Observations du Dr OTTLEY.

1	2	3	4	5	6	7	8	9	10	11	12	13
ANNÉES.	Nébulosité 0 à 10	Nombre des jours de pluie.	Hauteur de la pluie en millimètres.	Moyenne des minima.	Moyenne à 9 h. du matin.	Moyenne des maxima.	Moyenne mensuelle.	Moyenne mensuelle déduite des colonnes 5 et 7 seulement	Minima absolus.	Maxima absolus.	Nombre de jours où le thermomètre est descendu à 0°.	Humidité à 9 h. du matin
1854	5.9	8	69.4	2°,8	5°,8	10°,6	6°,7	6°,70	— 2°,8	16°,0	2	84
1855	4.9	7	23.9	— 0.9	1.8	5.9	2.4	2.50	— 12.8	16.1	20	82
1856	8.1	21	112.1	4.4	6.7	10.7	7.4	7.55	— 1.6	16.0	2	82
1857	7.5	21	160.7	1.7	3.2	6.6	3.9	4.15	— 4.9	14.8	9	90
1858	3.5	1	2.0	— 1.8	— 0.4	6.0	1.4	2.10	— 6.8	11.3	26	79
1859	5.3	12	61.2	0.8	2.7	7.9	4.0	4.35	— 4.5	14.2	15	83
1860	6.9	19	163.2	5.1	7.4	11.0	8.0	8.05	— 0.3	17.7	0	79
1861	3.5	6	33.3	1.1	3.5	8.7	4.6	4.90	— 4.8	17.8	12	78
1862	5.5	16	86.3	2.7	5.0	10.7	6.0	6.70	— 4.8	18.4	4	84
1863	5.0	15	90.9	1.9	4.7	10.6	5.5	6.25	— 2.7	18.4	8	82
Minima...	3.5	1	2.0	— 1.8	— 0.4	5.9	1.4	2.10	— 12.8	11.3	0	78
Maxima...	8.1	21	163.2	5.1	7.4	11.0	8.0	8.05	— 0.3	18.4	26	90
Moy. 10 ans	5.61	12.6	80.30	1.78	4.13	8.87	4.99	5.325	— 4.60	16.07	9.8	82.3

Colonne 2. — La nébulosité est indiquée de 0 (ciel bleu) à 10 (ciel couvert).
Colonne 3. — On n'a enregistré comme jours de pluie que ceux qui ont donné de l'eau au pluviomètre.
Colonne 4. — Le pluviomètre était à 50 pieds au-dessus du sol, et n'était influencé par aucun toit voisin.
Colonne 8. — La moyenne mensuelle de la température est déduite des colonnes 5, 6 et 7, et on a introduit les corrections nécessaires pour obtenir la moyenne vraie d'après les tables météorologiques de l'observatoire de Greenwich.
Colonne 12. — Le degré hygrométrique est déduit d'observations psychrométriques; l'air saturé égale 100.

CLIMAT DE PAU. **FÉVRIER.** Observations du Dr OTTLEY.

1	2	3	4	5	6	7	8	9	10	11	12	13
ANNÉES.	Nébulosité 0 à 10	Nombre des jours de pluie.	Hauteur de la pluie en millimètres.	Moyenne des minima.	Moyenne à 9 h. du matin.	Moyenne des maxima.	Moyenne mensuelle.	Moyenne mensuelle déduite des colonnes 5 et 7 seulement	Minima absolus.	Maxima absolus.	Nombre de jours où le thermomètre est descendu à 0°.	Humidité à 9 h. du matin.
1854	5.2	10	44.3	2°,0	4°,6	8°,0	4°,8	5°,00	— 8°,2	13°,5	4	87
1855	6.4	16	112.7	5.1	7.6	11.8	8.3	8.45	— 2.6	17.0	1	84
1856	4.4	9	76.6	3.3	5.7	12.5	7.8	7.90	— 2.8	20.1	8	79
1857	4.6	4	36.1	1.9	4.6	10.5	5.6	6.20	— 5.6	16.7	5	81
1858	5.4	6	31.2	3.7	6.2	12.8	7.6	8.25	— 0.9	17.2	3	82
1859	4.6	14	98.6	3.2	6.4	10.8	6.7	7.00	— 0.6	15.0	2	80
1860	5.9	11	53.9	0.0	1.9	5.3	2.4	2.65	— 9.1	14.6	14	75
1861	6.2	10	68.3	3.8	7.0	11.2	7.3	7.50	0.0	18.4	1	78
1862	2.8	7	31 5	2.3	5.4	12.0	6.9	7.15	— 7.2	20.1	8	75
1863	1.7	3	5 5	2.4	4.2	11.3	6.0	6 85	— 0.7	13.3	7	80
Minima...	1.7	3	5.5	0.0	1.9	5.3	2.4	2.65	0.0	13.3	1	75
Maxima ..	6 4	16	112.7	5.1	7.6	12,8	8.3	8.45	— 9.1	20.1	14	87
Moy.10 ans	4.72	9.0	55.47	2.77	5.36	10.62	6.34	6.695	— 3.77	16.59	5.3	80.1

Colonne 9. — Sur le manuscrit les chiffres des dixièmes sont peu lisibles.

CLIMAT DE PAU. **MARS.** Observations du Dr OTTLEY.

1	2	3	4	5	6	7	8	9	10	11	12	13
ANNÉES.	Nébulosité 0 à 10	Nombre des jours de pluie.	Hauteur de la pluie en millimètres.	Moyenne des minima.	Moyenne à 9 h. du matin.	Moyenne des maxima.	Moyenne mensuelle.	Moyenne mensuelle déduite des colonnes 5 et 7 seulement	Minima absolus.	Maxima absolus.	Nombre de jours où le thermomètre est descendu à 0°.	Humidité à 9 h. du matin.
1854	4.9	4	22.0	4°,6	9°,4	14°,0	9°,0	9°,30	0°,8	19°,2	0	81
1855	7.0	17	228.5	4.4	8.2	12.3	8.0	8.35	— 2.9	23.3	2	85
1856	7.2	8	53.9	6.4	10.0	14.8	10.0	10.60	0.2	20.0	0	78
1857	6.5	10	152.3	5.5	8.7	13.5	8.8	9.50	— 1.7	21.3	2	83
1858	6.2	14	121.4	5.9	8.5	13.5	9.0	9.70	— 2.4	21.0	2	78
1859	4.1	12	82.9	5.3	8.6	15.0	9.5	10.15	1.4	21.2	0	75
1860	6.5	14	31.4	4.0	7.6	10.6	7.1	7.30	— 4.7	16.4	4	77
1861	6.1	20	110.3	5.8	9.9	12.9	9.2	9.35	0.6	18.0	0	78
1862	6.5	16	166.1	7.2	11.2	16.0	11.1	11.60	3.3	25.0	0	73
1863	6.3	16	175.8	5.0	8.2	12.0	8.0	8.50	2.2	17.8	0	82
Minima...	4.1	4	22.0	4.0	8.2	10.6	8.0	7.30	— 4.7	16.4	0	73
Maxima .	7.2	20	228.5	7.2	11.2	16.0	11.1	11.60	3.3	25.0	4	85
Moy. 10 ans	6.13	13.1	114.46	5.41	9.03	13.46	8.97	9.435	— 0.32	20.32	1	79.0

CLIMAT DE PAU. **AVRIL.** Observations du Dr OTTLEY.

1	2	3	4	5	6	7	8	9	10	11	12	13
ANNÉES.	Nébulosité 0 à 10	Nombre des jours de pluie.	Hauteur de la pluie en millimètres.	Moyenne des minima.	Moyenne à 9 h. du matin.	Moyenne des maxima.	Moyenne mensuelle.	Moyenne mensuelle déduite des colonnes 5 et 7 seulement	Minima absolus.	Maxima absolus.	Nombre de jours où le thermomètre est descendu à 0°.	Humidité à 9 h. du matin.
1854	4 5	9	50.6	9°,0	14°,2	19°,1	13°,4	14°,05	1°,1	25°,0	0	77
1855	5.1	11	57.1	7.4	12.2	16 8	11.4	12.10	— 0.9	25.0	1	82
1856	7.0	21	278.0	8.1	12.8	16.7	11.8	12.40	3.9	22 8	0	75
1857	6.6	16	308.5	7.0	10.4	14.5	9.9	10.75	1.7	21.8	0	70
1858	5.7	10	131.2	9.8	14 4	19.4	13.8	14.60	7.0	24.7	0	73
1859	5 8	19	168.5	9.4	13 6	18.7	13.2	14.05	0.6	25.6	0	70
1860	7.0	17	104.0	6.2	10.3	12.4	9.0	9.30	1.4	16.4	0	70
1861	3.5	6	20.7	7.6	13.7	17.8	12.8	12.70	2.5	22.2	0	66
1862	2.9	8	58.1	9.4	14.2	20 5	13.9	14.95	1.9	27.8	0	70
1863	5.2	11	55.7	8.7	13.0	18.6	12.7	13.65	5.3	24.2	0	77
Minima...	2.9	6	20.7	6.2	10.3	12.4	9.0	9.30	— 0.9	16.4	0	66
Maxima ..	7.0	21	308.5	9.8	14.4	20.5	13.9	14 95	7.0	27.8	1	82
Moy. 10 ans	5.33	12.8	123.24	8.26	12 88	17.45	12.19	12.855	2.45	23.55	0.1	73.0

CLIMAT DE PAU. MAI. Observations du Dr OTTLEY.

1	2	3	4	5	6	7	8	9	10	11	12	13
ANNÉES.	Nébulosité 0 à 10	Nombre des jours de pluie.	Hauteur de la pluie en millimètres.	Moyenne des minima.	Moyenne à 9 h. du matin.	Moyenne des maxima.	Moyenne mensuelle.	Moyenne mensuelle déduite des colonnes 5 et 7 seulement	Minima absolus.	Maxima absolus.	Nombre de jours où le thermomètre est descendu à 0°.	Humidité à 9 h. du matin.
1854	7.0	22	101.0	9°,6	14°,2	17°,8	12°,9	13°,70	4°,5	24°,0	Néant.	78
1855	7.0	23	292.9	8.7	13.1	17.0	12.0	12.85	4.5	28.5		78
1856	7.0	23	382.8	9.5	13.0	17.2	12.5	13 35	5.0	26.6		78
1857	4.6	16	152.5	9.4	15.0	18.6	13.5	14 00	2.8	24.2		73
1858	6.0	18	176.4	9.2	14.4	19.0	13.2	14.10	4.2	31.6		75
1859	6.4	21	206.5	10.2	13.6	18.1	13.3	14.15	6.5	22.5		73
1860	5.0	11	111.2	11.8	17.5	20.5	15.6	16.15	7.8	26.9		68
1861	4.2	8	56.8	10 2	16.3	19.7	15.0	14.95	2.2	27.4		66
1862	5.8	14	158.6	12.2	16.7	20.6	15 3	16.40	8.3	28.9		74
1863	6.1	22	219.0	10.9	14.6	17.8	13 4	14.35	7.0	24.4		78
Minima....	4.2	8	56.8	8.7	13.0	17.0	12.0	12.85	2 2	22.5		66
Maxima ..	7.0	23	382.8	12.2	17.5	20.6	15.6	16.40	8.3	31.6		78
Moy. 10 ans	5.91	17.8	185.77	10.17	14.84	18.63	13.67	14.400	5.28	26.50		74.1

CLIMAT DE PAU. JUIN. Observations du Dr OTTLEY.

1	2	3	4	5	6	7	8	9	10	11	12	13
ANNÉES.	Nébulosité 0 à 10	Nombre des jours de pluie.	Hauteur de la pluie en millimètres.	Moyenne des minima.	Moyenne à 9 h. du matin.	Moyenne des maxima.	Moyenne mensuelle.	Moyenne mensuelle déduite des colonnes 5 et 7 seulement	Minima absolus.	Maxima absolus.	Nombre de jours où le thermomètre est descendu à 0°.	Humidité à 9 h. du matin.
1854	7.2	17	177.2	12°,4	15°,6	20°,1	15°,6	16°,25	7°,2	28°,1	Néant.	83
1855	5.6	16	204.9	11.6	16.7	21.6	15.6	16.60	7.2	31.2		78
1856	»	10	202.9	13.6	19.0	23.4	17.6	18.50	5.8	33.5		»
1857	3.7	13	121.4	13.5	19.3	23.4	17.6	18.45	7.6	30.6		70
1858	4.7	4	25.0	15.8	20.8	27.1	20.2	21 45	11.1	33.4		69
1859	6.6	16	165.6	13.0	18.4	22.6	16.9	17.80	10.4	31.5		73
1860	5.9	16	118.6	12.6	17.5	21.4	16.0	17.00	7 6	27.1		69
1861	5.4	18	136.6	13.4	19.9	23.6	17.8	18.50	7.1	31.6		69
1862	6.6	10	50.5	13,7	17.5	22.7	16.8	18.20	10.8	32.8		74
1863	6.1	13	78.0	13.4	17.6	22.0	16.7	17.70	6.7	29.2		77
Minima....	3.7	4	25.0	11.6	15.6	20.1	15.6	16,25	5.8	27.1		69
Maxima ..	7.2	18	204.9	15.8	20.8	27.1	20.2	21.45	11,1	34.5		83
Moy.10 ans	5.75	13.3	128.07	13.30	18.23	22.79	17.08	18.045	8.15	31.20		73.55

CLIMAT DE PAU. JUILLET. Observations du Dr OTTLEY.

1	2	3	4	5	6	7	8	9	10	11	12	13
ANNÉES.	Nébulosité 0 à 10	Nombre des jours de pluie.	Hauteur de la pluie en millimètres.	Moyenne des minima.	Moyenne à 9 h. du matin.	Moyenne des maxima.	Moyenne mensuelle.	Moyenne mensuelle déduite des colonnes 5 et 7 seulement	Minima absolus.	Maxima absolus.	Nombre de jours où le thermomètre est descendu à 0°.	Humidité à 9 h. du matin.
1854	5.0	12	54.3	14°,0	18°,8	24°,2	17°,9	19°,10	9°.2	31°,0		83
1855	5.6	6	44.1	15.3	20.5	24.8	19.0	20.05	12.5	31.9		76
1856	»	4	61.3	16.0	19.8	24.1	18.4	20.05	11.4	32.8		»
1857	4.6	6	30.0	16.7	21.0	25.1	17.9	20.90	12 8	32.2		68
1858	»	»	»	»	»	»	»	»	»	»		»
1859	»	»	»	»	24.5	»	23.4	»	»	»		67
1860	5.3	13	50.0	14.3	18.2	22.9	17.6	18.60	11.2	29.0		66
1861	»	»	»	»	»	»	»	»	»	»		»
1862	»	»	»	»	»	»	»	»	»	»		»
1863	»	»	»	»	20.6	27.1	21.8	»	»	33.0		»
Minima....	4.6	4	30.0	14.0	18.2	22.9	17.6	18.60	9.2	29.0		66
Maxima ..	5.6	13	61.3	16.7	24.5	27.1	23.4	20 90	12.8	33.0		83
Moy.10 ans	5.13	8.2	49.94	15.26	20.48	24.70	19.43	19.74	11.42	31.32		72.0

CLIMAT DE PAU. **AOUT.** Observations du Dr OTTLEY.

1	2	3	4	5	6	7	8	9	10	11	12	13
ANNÉES.	Nébulosité 0 à 10	Nombre des jours de pluie.	Hauteur de la pluie en millimètres.	Moyenne des minima.	Moyenne à 9 h. du matin.	Moyenne des maxima.	Moyenne mensuelle.	Moyenne mensuelle déduite des colonnes 5 et 7 seulement	Minima absolus.	Maxima absolus.	Nombre de jours où le thermomètre est descendu à 0°.	Humidité à 9 h. du matin.
1854	3.8	5	32.0	14°,0	19°,6	23°,9	18°,3	18°,95	11°.1	29°,0		78
1855	4.0	9	65 3	16.7	21.9	27.1	20.8	21.90	10 9	31.6		71
1856	3.3	4	21 1	17.2	22.3	27.8	21.7	22.50	10.7	35.3		64
1857	3.3	9	69.3	15.7	21.0	21.9	19.6	20 80	11.0	32.1		69
1858	»	»	»	»	18.1	22.4	17.2	»	»	»		71
1859	»	»	»	»	23.6	»	22 8	»	»	»		69
1860	»	»	»	13.8	17.1	21.1	16.7	17.45	8.6	26.5		76
1861	»	»	»	»	»	»	»	»	»	»		»
1862	»	»	»	»	»	»	»	»	»	»		»
1863	»	»	»	»	20.0	25 9	20.0	»	»	36.0		»
Minima....	3.3	4	21.1	13.8	17 1	21 1	16.7	17.45	8.6	26.5		64
Maxima...	4.0	9	69.3	17.2	23.6	27.8	22.8	22.50	11 1	36,0		78
Moy.10ans	3.80	6.7	46 92	15.48	20.45	21.73	19.61	20.55	10.46	31.75		72.0

CLIMAT DE PAU. **SEPTEMBRE.** Observations du Dr OTTLEY.

1	2	3	4	5	6	7	8	9	10	11	12	13
ANNÉES.	Nébulosité 0 à 10	Nombre des jours de pluie.	Hauteur de la pluie en millimètres.	Moyenne des minima.	Moyenne à 9 h. du matin.	Moyenne des maxima.	Moyenne mensuelle.	Moyenne mensuelle déduite des colonnes 5 et 7 seulement	Minima absolus	Maxima absolus.	Nombre de jours où le thermomètre est descendu à 0°.	Humidité à 9 h du matin
1854	1.0	1	3.7	13°,4	19°,5	25°,0	18°,6	19°,20	7°,5	32°,1	Néant.	74
1855	4.8	13	128.3	13.4	17.8	22.9	17.4	18.15	9.7	25.1		78
1856	5.0	13	79.3	12.4	16.6	19.5	16.1	15.95	5.0	26.0		82
1857	3.6	10	137.3	14.8	19.5	24.2	19.0	18.50	11.1	28.0		73
1858	4.7	9	104.6	14.5	19.4	25.4	19.2	19.95	9.0	30.1		74
1859	4.2	7	67.8	13.1	18 0	23.2	17.5	17.65	7.4	27.8		75
1860	»	»	»	11.1	15.3	19.6	14.6	15.35	5.7	24.0		75
1861	»	»	»	»	»	»	»	»	»	»		»
1862	»	»	»	»	»	»	»	»	»	»		»
1863	»	»	»	»	15.1	20.7	16.1	»	»	26.0		»
Minima....	1.0	1	3.7	11.1	15.1	19.5	16.1	15.35	5.7	24.0		73
Maxima ..	5.0	13	137,3	14.8	19.5	25.4	19.2	19.95	11.1	32 1		82
Moy.10 ans	3.88	8.83	86.83	13.24	17.65	22.56	17.31	17.82	7.91	27.39		75.87

CLIMAT DE PAU. **OCTOBRE.** Observations du Dr OTTLEY.

1	2	3	4	5	6	7	8	9	10	11	12	13
ANNÉES.	Nébulosité 0 à 10	Nombre des jours de pluie.	Hauteur de la pluie en millimètres.	Moyenne des minima.	Moyenne à 9 h. du matin.	Moyenne des maxima.	Moyenne mensuelle.	Moyenne mensuelle déduite des colonnes 5 et 7 seulement	Minima absolus.	Maxima absolus.	Nombre de jours où le thermomètre est descendu à 0°.	Humidité à 9 h. du matin.
1854	4.5	15	72.5	10°,0	13°,3	18°,3	13°,5	14°,15	1°,6	28°,1	Néant.	79
1855	6.0	18	317.4	9.2	12.5	16.7	12.8	12.95	4.2	22.9		84
1856	4.7	9	85.1	9.4	14.5	18.0	13 7	13.70	5.6	23.9		80
1857	4.8	13	177.3	10.6	13.7	17.8	13.7	14.20	6.5	25.0		80
1858	5.0	11	65 6	9.6	13.4	18.7	13.6	14.15	0.1	23.4		81
1859	6.0	15	87.9	11 2	15 0	20.0	15.0	15 60	3.3	28.3		77
1860	3.6	13	75.0	8 6	13.1	17.7	13 2	13.15	0.5	21.6		79
1861	4.2	7	31.9	11.0	15.6	21.4	15.5	16.20	2.5	26.0		79
1862	»	»	»	»	»	»	»	»	»	»		»
1863	5.5	10	20.0	9.8	13.0	18.0	13.3	13.90	7.2	22.0		77
Minima..	3.6	7	20.0	8.6	12.5	16.7	12.8	12.95	0.1	21.6		77
Maxima ..	6.0	18	317.4	11.2	15.6	21.4	15.5	16.20	7.2	28.3		84
Moy.10 ans	4.92	12.33	103.63	9.93	13.79	18 51	13.81	14.22	3.50	24.58		79.6

CLIMAT DE PAU. NOVEMBRE. Observations du Dr OTTLEY.

1	2	3	4	5	6	7	8	9	10	11	12	13
ANNÉES.	Nébulosité 0 à 10	Nombre des jours de pluie.	Hauteur de la pluie en millimètres.	Moyenne des minima.	Moyenne à 9 h. du matin.	Moyenne des maxima.	Moyenne mensuelle.	Moyenne mensuelle déduite des colonnes 5 et 7 seulement	Minima absolus.	Maxima absolus.	Nombre de jours où le thermomètre est descendu à 0°.	Humidité à 9 h. du matin.
1854	6.3	20	162.8	4°,3	7°,0	11°,4	7°,5	7°,85	— 0°,3	19°,8	2	83
1855	5.4	7	37.0	3.4	5.8	11.6	6.6	7.50	— 2.0	14 2	2	87
1856	6.1	12	86.1	4.6	6.8	10.5	7 3	7.55	— 0.3	15.3	3	89
1857	5 5	12	38.3	7 0	9.2	14.6	10.2	10.80	0.3	21.6	0	83
1858	5.9	8	79.3	4.6	7.5	13.2	8.2	8.90	— 5.0	18.9	8	76
1859	4.4	13	100.0	4.8	8 2	13.2	8.6	9.00	— 3.6	22 2	3	80
1860	6.4	17	80.4	6.3	8 5	13.0	9.6	9 65	0.6	18.6	0	75
1861	5.5	16	68.3	5.4	7.0	14.0	8.6	9.70	0.0	18.9	1	82
1862	7.0	13	87.1	4.4	6.4	11.5	6.7	7.95	— 4.1	16.0	3	87
1863	»	»	»	»	»	»	»	»	»	»	»	»
Minima....	4.4	8	37.0	3.4	5.8	10.5	6.6	7.50	0.6	14.2	0	75
Maxima..	7.0	20	162.8	7.0	9.2	14.6	10.2	10.80	— 5.0	22.2	8	89
Moy. 10 ans	5.83	13.1	82:14	4.98	7.38	12.55	8.14	8.54	— 1.60	18.39	2.44	82.44

CLIMAT DE PAU. **DÉCEMBRE.** Observations du Dr OTTLEY.

1	2	3	4	5	6	7	8	9	10	11	12	13
ANNÉES.	Nébulosité 0 à 10	Nombre des jours de pluie.	Hauteur de la pluie en millimètres.	Moyenne des minima.	Moyenne à 9 h. du matin.	Moyenne des maxima.	Moyenne mensuelle.	Moyenne mensuelle déduite des colonnes 5 et 7 seulement.	Minima absolus.	Maxima absolus.	Nombre de jours où le thermomètre est descendu à 0°.	Humidité à 9 h. du matin.
1854	6.4	21	166.8	3°,7	5°,5	8°,4	6°,0	6°,05	— 3°,6	12°,8	3	86
1855	4.4	10	68.8	1.8	3.7	7.8	4 6	4.80	— 6.8	13.6	9	84
1856	5.7	12	229.2	3 7	5.2	9.7	6.5	6.70	— 1.4	20.0	9	83
1857	3.9	5	27.3	2.0	3 6	10.0	5.4	6 00	— 5.0	14.2	6	82
1858	6.0	18	266.0	4.4	6.0	10.4	7.0	7.40	— 1 6	15.0	4	82
1859	4.5	10	39.4	1.5	3.9	7.4	4 4	4.45	— 5.1	16.0	10	81
1860	8.0	20	217.5	4.1	6.7	10.2	7.2	7.15	— 3 2	18.4	4	80
1861	4.0	8	31.6	3.3	5.4	11.2	7 2	7.25	— 2.2	15.6	5	83
1862	4.6	8	54.9	2.6	4.8	9.8	6 6	6.20	— 2.2	17.8	11	84
1863	»	»	»	»	»	»	»	»	»			
Minima....	3.9	5	27.3	1.5	3.6	7.4	4.4	4.45	— 6.8	12.8	3	80
Maxima ..	8.0	21	266.0	4.4	6.7	11.2	7.2	7.40	— 1.4	20.2	11	86
Moy.10 ans	5.28	12.4	122.39	2.88	4.98	9 43	6.10	6.22	— 3.46	15.93	6.55	82.8

CLIMAT DE PAU. **Température moyenne diurne** Observations du Dr OTTLEY.

déduite des observations de 9 h. du matin et de 2 h. du soir, pendant les neuf mois de la saison d'hiver.

ANNÉES.	OCTOBRE.	NOVEMBRE	DÉCEMBRE	JANVIER.	FÉVRIER.	MARS.	AVRIL.	MAI.	JUIN.
1854	15.6	9.2	6.9	8 2	6.3	12.7	16.6	16.0	17.8
1855	14.6	8.7	5.7	3 8	9 7	10.2	14.5	15.0	19.1
1856	16.2	8.6	7.4	8.7	9.1	12.4	14.7	15.1	21.2
1857	15.7	11.9	6.8	4.9	7.5	11.1	12.4	16.8	21.3
1858	16.0	10.3	8.2	3.2	9.5	11.1	16.9	16.7	23.9
1859	17 5	10.7	5.6	5.3	8.6	11.8	16.2	15.8	20.5
1860	15.4	10.7	8 4	9.2	3.6	9.1	11.3	19.0	19.4
1861	18.5	10.5	8.3	6.1	9.1	11.4	15.7	18.0	21.7
1862	»	8.9	7.3	7.8	8.7	13.6	17.3	18.6	20.1
1863	15.5	»	»	7.6	7.7	10.1	15.8	16.2	19.8
Minimum........	14.6	8.6	5.7	3.2	3.6	9.1	11.3	15.0	
Maximum........	18.5	11.9	8.4	9.2	9.7	13.6	17.3	19.0	
Moyenne de 10 ans	16.11	9.94	7.18	6.48	7.98	11.35	15.14	16.72	

La journée extérieure du malade commence au plus tôt à 9 h. du matin et finit à 4 h. du soir, de telle sorte qu'en prenant la moyenne des observations de 9 h. du matin et de 2 h. de l'après-midi, on aura une idée assez exacte de la température de Pau aux heures où sortent les malades. A ce point de vue, le tableau ci-dessus du Dr Ottley est fort intéressant. (Note de M. Piche.)

II. — Observations de M. Guillemin.

Le tableau ci-après (page 34) est le résumé de douze années d'observations thermométriques, faites de 1861 à 1872, à la ferme école de Gan, par l'initiative du directeur M. Guillemin.

Ces observations furent présentées par lui au congrès de l'Institut des provinces tenu à Pau en 1873.

Par suite d'un malentendu, elles ne purent être insérées aux comptes rendus du Congrès.

M. Guillemin me les remit en me laissant le soin de les publier quand j'en trouverais l'occasion.

La ferme école, dite de Tolou, est située à neuf kilomètres de Pau, sur la route de Pau aux Eaux-Bonnes ; les bâtiments sont placés sur un côteau, à 36 mètres au-dessus de la route, qui est à la même hauteur au-dessus du niveau de la mer que la place Royale à Pau; 206 mètres. Les observations ont été relevées chaque jour sur un thermomètre à *maxima* et à *minima* de Melloni, par les soins de M. Delaporte, jardinier chef de M. Guillemin.

L'instrument était placé à l'ombre et au mur.

Je me bornerai à donner quelques explications sur les chiffres contenus dans le tableau :

Chaque mois comprend trois colonnes verticales : la première indique la moyenne mensuelle des températures *minima ;*

La deuxième donne la moyenne mensuelle des températures *maxima ;*

La troisième, qui n'est que la moyenne des deux

autres, présente la moyenne de la température mensuelle.

Au-dessous des douze années se trouvent quatre lignes horizontales :

La première fournit pour chacune des trois colonnes d'un mois, la moyenne des douze années ; la deuxième offre le chiffre le plus élevé et la troisième le chiffre le plus bas qu'aient donnés la plus chaude et la plus froide des douze années. Enfin la quatrième ligne indique l'écart entre ces deux dernières années.

Il résulte d'un autre relevé que j'ai fait, que les mois présentent la moyenne suivante de beaux jours :

Janvier	17
Février	18
Mars	17
Avril	19
Mai	14
Juin	16
Juillet	20
Août	20
Septembre	19
Octobre	19
Novembre	17
Décembre	16

Je n'ai pas compris dans ces nombres les jours sombres dont plusieurs sont fort agréables.

La commune de Gan est voisine de la ville de Pau et ses conditions climatologiques me paraissent assez semblables ; aussi ai-je pensé que cette longue série d'observations ne serait pas sans intérêt pour ceux qui désirent connaître le climat de notre ville d'hiver.

A. — Climatologie médicale proprement dite.

J'arrive maintenant aux remarques qu'il m'a été été donné de faire sur la *Climatologie médicale proprement dite* de notre pays :

I. — Je n'ai rien de particulier à dire sur les AFFECTIONS DES VOIES DIGESTIVES, si ce n'est que j'ai cru remarquer, chez un certain nombre de malades adultes de la classe aisée, une sorte d'atonie des fonctions digestives qui se traduisait par un malaise général assez fréquent, de la tendance au sommeil pendant le travail de la digestion, par des migraines habituelles, etc. Quand ces troubles deviennent assez intenses ou se renouvellent fréquemment, ils constituent la DYSPEPSIE que j'ai observée assez souvent dans notre pays. J'ai même vu certains malades, en très petit nombre il est vrai, m'affirmer qu'ils n'éprouvaient ces troubles digestifs que sous notre climat ou qu'ils les y ressentaient plus fortement qu'ailleurs.

Comme compensation, j'ai bien des fois observé l'influence heureuse qu'exerçait notre climat sur ces enfants frêles et délicats venus du nord, soumis jusque-là à l'influence d'un climat froid et humide et qui auraient été infailliblement voués dans leur pays à la scrofule ou à la phthisie. C'est merveille de voir comment ces petites natures languissantes se relèvent vite, sous l'influence de l'exercice au soleil et au grand air, avec quelle rapidité l'appétit, les forces et la gaîté reviennent, le teint se colore et la maigreur disparaît. Il n'y a pas d'années où je ne voie s'accomplir sous mes yeux de ces petites résurrections, sans qu'il soit nécessaire de recourir à de grands moyens thérapeu-

FERME-ÉCOLE DE GAN. **TEMPÉRATURES MOYENNES de 1861 à 1872.** Observations de M. GUILLEMIN.

ANNÉES.	JANVIER.			FÉVRIER.			MARS.			AVRIL.			MAI.			JUIN.		
	Min.	Max.	Moy.	Min.	Max.	Moy.	Min.	Max.	Moy.	Min.	Max.	Moy.	Min.	Max.	Moy.	Min.	Max.	Moy.
1861	0.5	10.0	5.25	2.4	13.0	7.70	4.1	14.5	9.30	6.7	20.8	13.75	8.1	25.0	16.55	12.2	26.1	19.15
1862	1.6	10.5	6.05	1.6	12.8	7.20	4.9	17.4	11.15	7.4	22.2	14.80	10.3	24.7	17.50	11.7	24.4	13.05
1863	0.8	10.9	5.85	—0.4	12.1	5.85	2.8	13.9	8.35	7.0	19.6	13.30	9.0	20.2	14.60	12.4	24.4	13.40
1864	—0.4	9.8	4.70	—0.8	10.5	4.85	3.8	17.0	10.40	7.0	20.6	13.80	10.0	28.1	19.05	12.0	24.2	13.10
1865	3.3	11.5	7.40	1.8	11.1	6.45	1.0	10.8	5.90	8.9	21.8	15.35	13.0	25.4	19.20	10.8	28.6	19.70
1866	1.3	12.8	7.05	3.4	13.6	8.50	3.2	14.5	8.85	6.9	21.3	14.10	9.3	22.0	15.65	12.4	25.7	19.05
1867	2.5	11.8	7.15	3.6	15.2	9.40	1.3	16.9	9.10	7.8	18.5	13.15	10.0	24.3	17.15	12.2	25.0	18.60
1868	—1.1	9.0	3.95	1.0	12.3	6.65	3.0	13.0	8.00	6.0	15.4	10.70	11.5	26.0	18.75	13.4	28.2	20.80
1869	2.6	14.6	8.60	4.1	14.6	9.35	2.0	10.0	6.00	7.2	21.7	14.45	10.8	24.4	17.60	12.8	27.4	20.10
1870	—0.3	9.0	4.35	1.4	11.1	6.25	2.0	14.0	8.00	3.9	20.8	12.35	10.2	24.0	17.10	13.6	27.2	20.41
1871	—2.2	6.1	1.95	2.6	14.9	8.75	3.1	17.4	10.25	7.9	22.2	15.05	10.8	23.3	17.05	10.0	20.4	15.20
1872	2.4	11.0	6.70	4.2	15.0	9.60	5.1	16.0	10.55	5.2	17.7	1.45	8.0	17.0	12.50	12.2	23.6	17.90
Moyenne.	0.90	10.47	4.79	2.07	13.0	7.54	2.85	14.61	8.73	6.82	20.21	13.52	10.08	23.70	16.89	12.14	25.43	18.79
Plus haut.	3.3	14.60	8.95	4.2	15.2	9.70	5.1	17.4	11.25	8.9	22.2	15.55	13.00	28.1	19.2	13.6	28.6	20.80
Plus bas..	—2.2	6.10	1.95	—0.8	10.5	4.85	1.0	10.0	5.50	3.9	15.4	9.65	8.0	17.0	12.5	10.0	20.4	13.0
Ecart.....	5.5	8.5	7.00	5.0	4.7	4.85	4.1	7.4	5.75	5.0	6.8	5.90	5.0	11.1	6.7	3.6	8.2	6.75

ANNÉES.	JUILLET.			AOUT.			SEPTEMBRE.			OCTOBRE.			NOVEMBRE.			DÉCEMBRE.			ANNÉES.		
	Min.	Max.	Moy	Min.	Max.	Moy.	Min.	Max.	Moy.	Min.	Max	Moy.	Min.	Max.	Moy.	Min.	Max.	Moy.	Min.	Max.	Moy.
1861	13.5	27 3	20.40	15.4	31.4	23.10	12.1	25.8	18.95	10.8	21.0	17.40	3.8	14.8	9.30	2.0	11.1	6.55	7.60	20.30	13.95
1862	14.2	29.0	21.60	12.8	24.3	18.55	11.0	23 6	17.30	9.0	20.6	14.80	2.9	10.4	6.65	1.5	10.8	6.15	7.40	19.22	13.31
1863	14.6	30.3	22.45	15.1	29.7	22.40	10.2	22.8	16.50	8.1	20.2	14.15	3.4	12.9	8.15	1.1	10.0	5.55	7.00	19.00	13.00
1864	15.0	28.9	21.95	14.2	31.3	22.65	11.3	25.0	18.15	7.8	19.8	13.80	6.5	14.8	10.65	0.7	9.1	4.90	7.25	19.90	13.58
1865	15.7	27.0	21.35	15.2	26.3	20.75	15.8	29.3	22.55	10.2	21.4	15.80	4.6	15.9	10.25	—0.5	10.0	4.75	8.31	19.91	14.11
1866	14.4	26.7	20.55	13.4	25.6	19.50	11.2	23.2	17.20	9.8	20.4	15.10	4.3	14.4	9.35	4.6	10.0	7.30	7.85	19.22	13.54
1867	13.2	26.5	19.85	14.3	27.6	20.95	11.4	23.6	17.50	6.5	18.0	12 25	1.6	13.2	7.40	—0.6	8.0	3.70	7.00	19.05	13.03
1868	15.7	30.7	23.20	14.3	27.4	20.85	13.0	28.0	20.50	8.3	19.0	13.65	3.6	14.1	8.85	6.6	17.6	12.10	7.77	20.13	14.45
1869	17.4	30.8	24.10	15.3	27.5	21.40	13 5	25.0	19.25	8.0	19.6	13.80	3.0	13.8	8.40	0.0	9.7	4.85	8.15	19.09	[illegible]
1870	16.3	30.0	23.15	14.7	25.8	20.25	12.9	27.4	20.15	10.0	21.1	15.55	3.2	13.4	8.30	—1.3	6.4	2.55	7.20	19.27	13.24
1871	14.0	26.5	20.25	15.0	27.3	21.15	13.8	24.8	19.30	8.1	20.0	14.05	2.4	11.7	7.05	3.4	5.1	4.25	6.82	18.30	12.56
1872	15.2	26.7	20.95	14.7	25.3	20.00	12.5	24.2	18.35	7.1	16.0	11.55	5.0	11.0	8.00	3.3	11.6	7.45	7.90	18.00	12.95
Moyenne..	15.0	28.53	21.77	14.5	27.41	20.96	12.4	25.25	18.83	7.80	20.0	13.90	3.70	13.38	8.54	1.73	9.95	5.84	7.52	19.28	13.40
Plus haut..	17.4	30.8	24.10	15.3	31.1	23.10	15.8	29.3	22.55	10.8	24.0	17.40	6.5	15.9	10.65	6.6	17.6	12.10	8.31	20.30	14.45
Plus bas...	13.2	26.5	19.85	12.8	24.3	18.55	10.2	22 8	16.50	6 5	16.0	11.55	1.6	11.0	6.65	—1.3	5.1	2.55	6.82	18.00	12.56
Ecart.....	4.2	4.3	4.25	2.5	6.8	4.55	5.6	6.5	6.05	4.3	8.0	5.85	4.9	4.9	4.0	7.9	12.5	9.55	1.49	2.30	1.89

tiques. Sans y être absolument inconnue la scrofule est très rare dans notre pays.

Chaque été, j'ai observé des entérites plus ou moins graves chez un certain nombre d'enfants sevrés prématurément ou soumis à une mauvaise hygiène. Mais je n'ai pas remarqué que ces cas de CHOLÉRA INFANTILE fussent plus fréquents ou plus graves qu'ailleurs.

II. — Les AFFECTIONS DE L'APPAREIL RESPIRATOIRE présentent bien des particularités intéressantes à noter.

1° C'est ainsi que les LARYNGITES STRIDULEUSES sont relativement assez fréquentes chez les enfants. Il n'est pas d'année où, à la suite de refroidissements brusques, je n'en aie observé plusieurs exemples et, comme ces faux croups donnent lieu au développement d'une toux entièrement semblable à celle du véritable croup, ils sont parfois très effrayants, non seulement pour les parents, mais même pour les médecins. Ce n'est pas ici le lieu d'établir le diagnostic différentiel entre ces deux affections, diagnostic sur lequel, d'ailleurs, je n'aurais rien à signaler que tout le monde ne connaisse. Ce que je crois pouvoir dire seulement par expérience, c'est que dans quelques cas, à la vérité assez rares, il est des plus difficiles à établir. Je me rappelle avoir été appelé, au début de ma pratique, près d'un enfant de 3 ou 4 ans chez lequel la toux croupale s'accompagnait d'une légère angine pultacée. Or, quoique j'eusse déjà à cette époque, je crois pouvoir le dire, une habitude assez grande des maladies des enfants, quoique je me sois livré, dans ce cas particulier et à diverses reprises, à un examen des plus minutieux, j'ai cru de la meilleure foi du monde à l'existence du vrai croup. Je me suis cependant borné à administrer un vomitif, me tenant prêt à intervenir à la moindre menace d'asphyxie. Mais, le lendemain matin, je n'ai pas eu de peine à reconnaître la véritable nature du mal. J'ai eu beau me défendre du mérite d'avoir sauvé cet enfant, les parents ne m'ont jamais cru, et m'ont poursuivi quand même de leur reconnaissance. Combien d'autres j'en ai trouvé dans la suite qui ont fait justement l'inverse, là où je croyais avoir précisément quelques droits à leurs sentiments de gratitude !

Quoiqu'il me soit impossible d'établir à cet égard une proposition trop absolue, voici ce que j'ai remarqué maintes fois :

Le faux croup se montre de préférence par un temps devenu subitement froid, ou bien par une de ces nuits froides d'hiver qui succèdent souvent dans notre pays à des journées assez chaudes. Or, je ne me rappelle pas avoir observé un cas de VÉRITABLE CROUP dans de semblables conditions. Je n'ai guère vu ce dernier qu'après une longue série de pluies, et encore ai-je toujours été surpris du faible degré de contagion qu'il possède dans notre pays, ainsi que du peu de propagation qu'il prend dans les foyers isolés où il vient à se développer.

2° Quand je suis arrivé à Pau, je puis dire que j'avais la terreur de la DIPHTHÉRITE ET DU CROUP. Je tenais de mon illustre maître Trousseau, aux leçons duquel j'avais assisté, que cette terrible maladie n'épargnait aucun pays, et pouvait frapper partout avec la même rigueur inexorable. Je me rappelais l'observation véritablement épouvantable qu'il a rendue célèbre de ce malheureux paysan de la commune de Tremblevif, en Sologne, lequel restait *l'un des deux seuls survivants*, dans une ferme composée de dix-sept personnes, et qui venait d'être dépeuplée par la diphthérite.

Or, depuis vingt ans que j'exerce dans ce pays, je n'ai jamais observé un seul cas de DIPHTHÉRITE MALIGNE, et je n'ai jamais vu l'angine couenneuse et le croup sévir à l'état d'épidémie, pas même à l'état de foyers tant soit peu étendus. J'ai passé quelquefois deux ans sans en voir un seul exemple, et je n'ai jamais soigné plus de deux croups dans une même année. En tenant compte même des autres cas que je n'observais pas, mais dont j'avais eu connaissance, je ne sache pas que, dans ces vingt ans, il y ait eu, dans notre ville, plus de quatre ou cinq cas de croup à la fois dans une même année. Depuis que j'exerce à Pau, je n'ai eu à pratiquer que *quatre cas de trachéotomie* pour des croups, et sur ces quatre opérations, *une seule* a entraîné *la mort*, et les *trois* autres ont été suivies de *guérison*. L'observation de tous ces faits nous permet de conclure que les diverses affections diphthéritiques qu'on observe dans notre pays sont infiniment moins contagieuses qu'elles ne le sont dans d'autres pays, à Paris ou dans la Sologne, par exemple. Je n'ai vu qu'un seul adulte contracter la maladie par contagion, et cet adulte n'était autre qu'un de nos bien sympathiques confrères, M. Boulin, devenu plus tard notre voisin, à Morlàas, lequel avait été atteint d'une angine couenneuse diphthéritique, après avoir pratiqué des cautérisations répétées chez quelques-uns de ses malades de Garlin ou des environs où il exerçait alors la médecine.

Est-il impossible qu'à un moment donné, dans telle

ou telle localité de notre ressort médical, il puisse se développer des cas à la fois plus fréquents et plus graves? Il me paraîtrait téméraire de l'affirmer. Ce que je puis dire, c'est que j'ai observé ailleurs qu'à Pau ce faible degré de contagion. Il y a dix-huit mois environ j'ai été appelé à voir, dans une petite ville du département, deux petits malades qui m'étaient bien chers et qui ont tous deux succombé au croup dans l'espace de 24 heures. Or, des informations précises et sûres m'ont appris que nul autre cas de croup ou d'angine couenneuse n'a été observé au même moment ni plus tard, dans la même ville ni aux alentours.

Il est une particularité que je dois mentionner ici à propos de ces faits, en raison de l'importance qu'elle me paraît mériter. Dans le convoi funèbre qui conduisait ces deux petites victimes à leur dernière demeure, se trouvaient d'autres enfants, âgés de 10 à 12 ans, auxquels on avait confié une bien périlleuse mission, celle de porter chaque cercueil du domicile mortuaire à l'église, durant un parcours de trois ou quatre cents mètres. Or, pas un de ces enfants n'a contracté l'angine couenneuse ou le croup. En aurait-il été de même partout ailleurs, là surtout où l'on observe fréquemment la diphthérite maligne? Je l'ignore. Quoi qu'il en soit, c'est là une coutume que l'hygiène doit réprouver dans tous les pays du monde. Car, tous les médecins savent combien sont fréquentes les affections contagieuses de l'enfance, et rien ne nous prouve que le germe de la plupart ou même de toutes ces affections ne puisse plus se transmettre après la mort. Ozanam (1) nous

(1) Hist. méd. gén. et prat. des mal. épid., t. I, p. 65; 2e édit. Paris, 1835.

apprend même, d'après un auteur anglais, « que des « fossoyeurs ayant déterré *le cadavre d'un homme mort* « *depuis dix ans de la petite vérole*, en furent eux-« mêmes attaqués ».

Ces divers exemples prouvent du moins qu'en général les diverses affections diphthéritiques qu'on observe dans notre pays ne possédent qu'un degré de contagion relativement des plus faibles. Telle est, sans nul doute, la raison pour laquelle les foyers de développement restent circonscrits et ne frappent à la fois qu'un très petit nombre d'enfants.

3° Il est une affection, partout des plus communes, à laquelle les diverses conditions climatériques impriment une différence parfois des plus considérables; cette affection n'est autre que la BRONCHITE AIGUE SIMPLE, j'entends parler uniquement de celle qui existe en dehors de toute diathèse tuberculeuse. Tout en étant ordinairement bénigne, dans les hôpitaux de Paris où tous ceux qui les ont suivis ont pu en observer de fréquents exemples, cette affection ne laisse pas que de porter une atteinte, sinon sérieuse, du moins assez durable à la santé générale. Une fièvre plus ou moins vive l'accompagne d'ordinaire et la sécrétion bronchique y devient parfois très abondante durant des jours et des semaines. Il n'est pas absolument rare, même avec des conditions climatériques ordinaires, de voir quelques-uns de ces cas se terminer par un dénouement funeste. Tout le monde sait, d'ailleurs, que, sous l'influence de certaines constitutions médicales, comme après le siège de Paris, les bronchites, quoique dégagées de toute complication intercurrente, telle que pneumonie ou tuberculose, deviennent fréquemment mortelles. Je fais appel, à cet égard, au souvenir de ceux de mes confrères qui ont pu observer comme moi, dans les mêmes hôpitaux, et je ne crains pas qu'ils viennent à trouver la moindre exagération dans le court exposé que je viens de faire.

Cet exposé était nécessaire, pour mieux faire ressortir ce qui se passe dans notre pays. Or, la bronchite aiguë, dans l'immense majorité des cas, occupe les tuyaux bronchiques de moyenne dimension et ne s'étend que très rarement aux plus petites ramifications de l'arbre aérien. Quelle que soit, d'ailleurs, la forme qu'elle y revête, elle ne donne presque jamais lieu à cette sécrétion abondante dont je parlais un peu plus haut et je n'ai pas vu, *une seule fois*, cette affection entraîner la mort du malade. Assurément, on voit sous notre climat comme sous beaucoup d'autres, certaines pneumonies débuter par les symptômes de la bronchite auxquels ne tardent pas à se substituer ceux de la pneumonie proprement dite, et cette dernière n'est pas plus exempte de dangers ici que partout ailleurs. Mais ces cas, bien évidemment, ne peuvent pas être rapportés à des bronchites simples.

J'ai même le souvenir bien précis d'avoir observé, il y a deux ou trois ans, deux cas de bronchite capillaire revêtant au plus haut degré cette forme si grave que l'on a décrite sous le nom de catarrhe suffocant. Les deux cas ont été observés chez des enfants de 6 à 8 ans et se sont terminés péniblement par la guérison, après les angoisses et les longues péripéties d'une lutte de tous les instants, pendant six ou sept semaines consécutives.

4° J'arrive à une question, très difficile par elle-même et rendue plus difficile encore pour un médecin qui est tenu de donner la preuve de ses moindres assertions, sous peine de n'être cru d'aucun côté, quand des intérêts locaux d'ordre tout à fait secondaire se trouvent inévitablement liés à l'éclaircissement d'un point spécial de climatologie : cette question se rattache à *l'influence de notre climat sur la marche de* LA PHTHISIE PULMONAIRE. Mais, dans quelque condition particulière qu'on se trouve, on ne doit jamais se dérober à une discussion qui s'impose d'elle-même dans un sujet donné. Il est impossible d'ailleurs que de cette discussion ne doive pas rejaillir, tôt ou tard, quelque bien pour les malades, si on a soin, non seulement de baser son jugement sur l'observation scrupuleuse et impartiale des faits, mais encore, dans le but de faciliter la tâche d'une saine critique, de simplifier autant que possible les moyens de contrôle, à propos de chaque assertion sujette à controverse. Or, d'une part, ne serait-ce pas commettre une grave omission et même faire preuve d'une faiblesse de caractère indigne d'un médecin que de ne pas parler de la phthisie pulmonaire, dans une revue de climatologie intéressant une des stations hivernales de la France? Quel meilleur contrôle, d'autre part, pourrait-on à la fois solliciter et fournir, que celui qui consiste à s'adresser, non aux malades eux-mêmes, mais à des confrères éclairés, exerçant dans la même ville et par cela même peu enclins d'ordinaire à un entraînement fâcheux par excès de complaisance? Et, en admettant que ce premier contrôle ne puisse pas satisfaire des esprits plus exigeants, qu'est-ce qui doit empêcher les confrères étrangers de juger à leur tour, en dernier ressort, des assertions qui peuvent être entachées d'erreur assurément, mais qui ont été émises du moins sans la moindre réticence et avec l'impartialité la plus scrupuleuse? N'a-t-on pas, dans cette double juridiction, la meilleure des garanties, pour arriver sans retard à la connaissance de la vérité ?

Ce n'est, d'ailleurs, qu'incidemment que je m'occupe ici de cette question importante qui exigerait, pour être traitée à fond, bien d'autres développements que ceux que comporte cette simple note. Sans vouloir donc m'étendre sur une foule de détails qui trouveraient mieux leur place dans une monographie complète sur le climat de Pau, et qui ont été déjà l'objet de recherches consciencieuses de la part de quelques confrères étrangers et par conséquent tout à fait désintéressés, je ne puis pas me soustraire cependant à la nécessité d'aborder certains points de cette étude difficile. J'accomplis cette tâche avec la certitude absolue que nul ne pourra m'enlever, de m'être constamment et uniquement préoccupé de l'intérêt des malades, le seul objectif que doive se proposer un médecin, véritablement digne de ce nom.

Le climat d'un pays est chose essentiellement complexe et comprend un certain nombre d'éléments dont le groupement particulier n'appartient qu'à ce pays, à l'exclusion de tous les autres. On peut se figurer et l'on trouve assurément bien des analogies entre divers climats : mais il ne saurait exister dans l'univers entier deux climats identiques. Toutes les autres conditions étant égales d'ailleurs, le climat d'une contrée différera du climat d'une autre contrée, voisine ou éloignée, selon que la première aura une altitude plus élevée que l'autre, ou bien, suivant la température moyenne, le degré d'humidité de l'air, ou la direction des vents, etc., chacune de ces conditions pouvant varier et variant, en effet, d'une localité à une autre. La détermination exacte de ces divers facteurs fait donc partie intégrante de toute analyse climatérique et l'on comprend sans peine que cette analyse seule doive servir à élucider tôt ou tard une des questions les plus difficiles et les plus intéressantes, celle de savoir le rôle plus ou moins prépondérant que joue chacun de ces facteurs, dans les différents effets produits sur les organismes vivants.

Mais, cette question est loin d'être au premier rang de celles qu'il s'agit d'élucider et dont on ne peut guère intervertir l'ordre logique, sous peine de n'arriver à aucune démonstration précise. Bien plus, elle peut en être complètement séparée, sans que cet isolement puisse nuire à d'autres solutions d'un intérêt plus immédiat et plus pratique. C'est ainsi qu'avant de rechercher si c'est par sa température ou toute autre condition qu'un climat se montre utile, on doit élucider bien d'autres points et se demander, en premier lieu, s'il est ou non réellement utile dans le traitement de la phthisie pulmonaire ou de toute autre affection. Or, pour cette question, comme pour beaucoup d'autres que j'indiquerai un peu plus loin, le climat est *indécomposable* : on doit le prendre tel qu'il est et se borner à observer scrupuleusement les effets qu'il produit sur l'organisme.

N'en est-il pas de même en hydrologie, où l'analyse chimique d'une eau minérale sans doute ne doit pas être négligée, mais où elle ne suffit pas cependant à en faire préjuger les effets physiologiques ou thérapeutiques que l'observation clinique seule peut nous donner? Prenons même, dans la matière médicale usuelle, le composé chimique le plus simple et nous verrons que la constitution élémentaire de ce corps, loin de nous apprendre quelque chose de précis, nous induirait en erreur, si nous voulions nous en servir pour deviner les propriétés thérapeutiques du composé lui-même. L'acide nitrique et la potasse corrodent les tissus vivants sur lesquels on les applique isolément. Or, le nitrate de potasse, qui est la combinaison des deux, peut être appliqué impunément sur toute la surface du corps et devient, lorsqu'il est absorbé à des doses ordinaires, un diurétique peut-être peu sûr, mais en tout cas un agent des plus inoffensifs. Il est fort probable, pour prendre un autre exemple, que c'est l'iode qui agit dans l'iodure de potassium que l'on administre à un syphilitique. Mais, pourquoi dès lors l'iodure de fer ne jouit-il pas des mêmes propriétés anti-syphilitiques? Pourquoi encore la teinture d'iode ne peut-elle pas être substituée, dans ce cas, à l'iodure de potassium?

Si j'ai rappelé tous ces exemples, c'est pour bien faire voir qu'il est absolument impossible de préjuger, d'une manière certaine, l'action d'un climat sur l'organisme, d'après la seule connaissance qu'on peut avoir des divers facteurs qui le constituent. Chaque climat doit être considéré comme une sorte de combinaison ou pour mieux dire une résultante : il se comporte à la façon d'un être concret qui influence nos organes à sa manière et leur imprime des modifications différentes de celles que produit le climat de telle autre contrée.

Cela posé, passons rapidement en revue et dans leur ordre logique, les principales questions que comporte toute étude climatérique nouvelle. Nous verrons mieux de la sorte qu'il en est de cette étude comme de tant d'autres, à savoir : qu'elle n'est pas susceptible de recevoir, dans tous ses points, une solution immédiate et qu'on doit suspendre son jugement pour ceux qu'une longue série d'observations consciencieuses permettront seules d'élucider, après beaucoup de temps et de patience.

Pour chaque affection morbide que l'on veut sérieusement soumettre à ce genre d'études, comme pour la phthisie pulmonaire dont il est question en ce moment, on doit donc se demander :

§ 1. *Si tel climat est réellement avantageux, indifférent ou nuisible;*

§ 2. *Dans le cas où il serait reconnu avantageux, dans quelles conditions particulières il se montre le plus utile, à quelle période du mal il convient de préférence, pendant combien de temps (s'il s'agissait d'un médicament on dirait à quelle dose) il doit être appliqué ;*

§ 3. *A quel facteur principalement , altitude, sécheresse, température, direction des vents, etc., etc., est due l'action bienfaisante du climat qu'on étudie. En quoi ce dernier se distingue des autres climats favorables, comment on doit se déterminer pour soumettre telle forme particulière du mal à tel climat plutot qu'à tel autre.*

§ 1er. Dans cette question de climatologie, on ne saurait rien attendre de précis de la statistique des malades étrangers observés dans chaque station hivernale, statistique dont l'application serait véritablement impossible. Les devoirs de la profession, d'une part, nous imposent l'obligation de ne pas publier, pas plus que de laisser deviner les noms de nos malades, et une pareille obligation rendrait tout contrôle illusoire, surtout si l'examen devait porter sur un grand nombre de faits. En admettant, d'autre part, que chaque médecin de chacune des stations hivernales vînt à faire connaître la statistique complète de ses cas, où serait la preuve que toutes ces statistiques partielles fussent parfaitement comparables, eussent été prises partout, je ne dirai pas seulement avec la plus entière bonne foi, mais dans le même esprit d'impartialité et de rigueur? Comment songer, dès lors, pour chacune de ces stations, à constituer une statistique générale probante avec des éléments aussi peu sûrs et aussi disparates, à quelle comparaison utile pourrait-on espérer de se livrer sur ces diverses statistiques générales?

Mais, on peut s'assurer, par d'autres voies, si tel ou tel climat convient à la phthisie pulmonaire. N'est-il pas évident, par exemple, que s'il est réellement utile dans la maladie confirmée, il doit l'être *à fortiori* pour prévenir le développement du mal chez les sujets prédisposés? Et, s'il en est ainsi, nous devons avoir nécessairement une proportion moindre de phthisiques, sous ce climat, et nous la trouverons d'autant plus faible que les malades appartiendront à une classe plus aisée.

Partant de cette première donnée, j'ai fait, avec le soin le plus scrupuleux, le relevé complet des cas bien avérés de mort par phthisie pulmonaire que j'ai observés à Pau, parmi les indigènes, dans *la seule classe aisée* (1), depuis le 26 décembre 1859 jusqu'à ce jour (*un peu plus de vingt ans*). Or, ce nombre s'élève exactement à 15, et encore ai-je fait figurer trois malades étrangers, sur cette liste, parce que je crois, sans en être absolument sûr cependant, qu'ils ont résidé plusieurs années dans notre ville, avant d'être atteints de tuberculose pulmonaire.

Quoique je n'aie pas la même autorité, pour parler des faits dont je n'ai pas été témoin, j'ai tenu à me rendre compte du nombre approximatif des autres décès, dus à la même cause, pendant la même période de temps. Or, en m'aidant des facilités que donnent à un médecin de nombreuses et anciennes relations, et en puisant des renseignements de divers côtés aussi soigneusement que je l'ai pu, j'ai eu connaissance de *douze autres cas de mort* survenus, dans le même intervalle de vingt ans. Je ne prétends pas assurément donner là un chiffre exact ; je ne crois pas être loin de la vérité cependant, en évaluant à *quarante* environ la totalité des décès dus à cette cause, dans la classe aisée. Mais, en supposant aussi large que possible l'écart qui doit résulter de ce calcul approximatif, le nombre total des décès en question n'arrive certaine-

(1) Pour qu'on ne se méprenne pas sur ce que j'entends par cette désignation de *classe aisée*, pour qu'on sache bien surtout que j'ai cherché à bannir tout arbitraire de ce classement important, je dirai que je me suis non seulement aidé de mes propres notes, mais que j'ai parcouru encore diverses listes de souscription que la municipalité publie chaque année dans notre ville pour l'extinction de la mendicité. Or, sur ces listes figurent plusieurs souscripteurs pour la somme de 0,25 cent. Ce détail prouve que j'ai regardé comme dans une position aisée les personnes qui donnent chaque année un superflu, si faible qu'il puisse être.

ment pas *à soixante*. Or, en admettant même ce dernier chiffre comme vrai, nous avons à peine *trois cas de mort*, CHAQUE ANNÉE, *par* PHTHISIE PULMONAIRE *dans la classe aisée des habitants de Pau, pour une population moyenne de* 25,000 *âmes* (celle-ci s'élevant aujourd'hui à 30,000 âmes environ), chiffre qui suffirait à lui seul pour prouver, aux yeux des plus sceptiques, les avantages de notre climat dans le traitement de cette cruelle maladie.

Il nous est malheureusement impossible de nous livrer à une évaluation comparable, pour la classe indigente, et cela pour une raison très simple. La ville de Pau, au sein de laquelle ne s'est jamais développée une industrie de quelque importance, dont la réputation comme station d'hiver ne remonte guère à plus de trente ou trente-cinq ans, n'a qu'une population ouvrière très restreinte, laquelle ne lui appartient pas en propre et se renouvelle incessamment. C'est surtout dans la classe des domestiques, presque tous étrangers à notre ville et souvent venus de très loin, qu'on peut rencontrer et qu'on rencontre, en effet, quelques phthisiques, mais toujours en petit nombre. Comment établir une statistique de quelque valeur sur une population non seulement flottante, mais même cosmopolite ?

A l'hôpital, on se heurte aux mêmes difficultés d'appréciation. C'est ainsi que la plupart des phthisiques qui y entrent appartiennent à cette classe de domestiques dont je viens de parler; quelques-uns même viennent expressément à Pau pour s'y faire soigner pour l'affection pulmonaire chronique dont ils souffrent. Il y a quelques semaines à peine, au moment où j'étais encore attaché, comme médecin-adjoint, à cet établissement, j'ai cherché à recueillir divers renseignements, dans le but de connaître exactement le nombre de phthisiques qui y étaient admis, chaque année. Or, il résulte des recherches auxquelles madame la Supérieure de l'hôpital, sur ma demande, a bien voulu se livrer à cet égard, que ce nombre serait très peu considérable. C'est ainsi que, dans le courant de l'année dernière 1879, qu'elle considère comme une année ordinaire, il y a eu un total de 16 admissions de phthisiques de la ville, dont la plupart vivent encore. Il n'a pas dépendu de moi de pouvoir fournir des données précises sur les statistiques antérieures. impossibles à faire, à défaut de documents médicaux proprement dits. Le seul renseignement qui ait pu m'être donné à cet égard, et dont l'évidence ne saurait être contestée, consiste en ce que le nombre d'admissions y est relativement plus grand aujourd'hui qu'il y a vingt-cinq ou trente ans. Cela tient-il à ce que, les indigents étant fort bien secourus dans notre ville. leur affluence doit y être pour ce motif beaucoup plus grande? Ou bien, selon la remarque qui m'en a d'ailleurs été suggérée, ne serait-il pas plus probable qu'un certain nombre de malades jeunes, étrangers, eussent laissé ici quelques rejetons qui auraient plus tard beaucoup moins hérité de leurs richesses que de leur mauvaise constitution ? Il n'y aurait rien de surprenant, dès lors, à ce que ceux-ci, pour la mauvaise réputation des auteurs de leurs jours et pour la nôtre, vinssent contribuer aujourd'hui à grossir le nombre de nos phthisiques indigents, tant en ville qu'à l'hôpital.

J'ai indiqué précédemment toutes les difficultés,

l'impossibilité même où l'on était de dresser une statistique complète sur les résultats obtenus, dans une station *donnée,* chez les phthisiques étrangers. Mais, en admettant même qu'elle ait pu être faite avec une exactitude irréprochable, de quelle importance peut-elle être, si on la considère isolément ? Il est évident que, pour être utile, une semblable statistique devrait pouvoir être confrontée avec d'autres statistiques semblables, c'est-à-dire recueillies avec le même soin et la même exactitude dans les diverses stations hivernales. Il faudrait encore que la comparaison portât, pour chacune d'elles, sur les diverses formes que peut revêtir la tuberculose pulmonaire. Sans la réunion de ces divers éléments, il serait impossible de faire un choix sûr et raisonné, entre telle ou telle station à recommander à un malade se trouvant dans telle ou telle condition particulière, et c'est, en effet, ce qui doit arriver le plus souvent.

Mais il est un moyen détourné qui peut nous éclairer sûrement sur la valeur de tel ou tel climat, le même qui peut servir en thérapeutique à juger du degré d'importance qu'il convient d'accorder à telle ou telle médication. Ce moyen que l'on peut appliquer également et que l'on applique parfois à l'éclaircissement d'un diagnostic douteux, ce moyen consiste en ce qu'on pourrait appeler *l'observation des contrastes,* moyen par lequel on cherche à discerner et surtout à provoquer les changements rapides et le plus souvent frappants qui résultent d'ordinaire d'une sorte de médication *heurtée* ou pour mieux dire tour à tour reprise et abandonnée.

Mais ceci demande quelques mots d'explication :

Des deux côtés, le problème à résoudre est exactement le même, soit qu'on veuille dévoiler la nature du mal dans un cas douteux, en donnant un médicament dont les effets soient aussi sûrs que bien connus, soit qu'on se propose de discerner l'action réelle d'un médicament ou, si l'on veut, d'une influence climatérique, ce qui revient au même, sur une affection morbide de nature bien déterminée, la tuberculose pulmonaire, par exemple. — Que fait-on dans le premier cas? On administre le médicament, jusqu'à ce que les troubles qu'on se proposait de combattre aient à peu près disparu ou du moins aient notablement diminué : puis, l'on s'arrête. Si les troubles reviennent, ce qui arrive souvent dans les affections à marche longue, insuffisamment traitées, on reprend la même médication et, si l'on observe une nouvelle amélioration rapide, on a bien des chances d'avoir rencontré juste, c'est-à-dire d'être sur la voie du véritable diagnostic. Or, ces premières probabilités s'accroissent considérablement et ne tardent pas à se changer en certitude, si l'on provoque, à point nommé, plusieurs fois de suite, et chez le même malade cette alternance remarquable d'aggravations et d'améliorations rapides. C'est ainsi que l'on procède ou que du moins l'on peut procéder dans un cas présumé de syphilis, de fièvre larvée, etc., etc. — Que doit-on faire, dans le second cas, lorsqu'il s'agit de déterminer l'influence curative d'un agent médicamenteux plus ou moins simple ou d'un agent complexe, comme l'est un *climat*, envisagé dans son ensemble? On peut et l'on doit recourir de même à *l'observation des contrastes* qui s'offre ici d'elle-même à l'examen du médecin et qui conduit beaucoup plus vite et beaucoup mieux que toutes les statistiques à cette certitude pratique que réclame, en toute occurrence grave, l'intérêt bien entendu des malades.

Il est assurément permis de se taire à tout médecin conservant encore des doutes sur la solution à donner à une question qu'il lui importerait beaucoup cependant de bien connaître. Mais il lui est absolument interdit, quand il se décide à rompre le silence, de se laisser guider par un autre intérêt que celui de ses malades, et celui qui agirait autrement serait indigne d'exercer cette belle profession. Or, tout en sachant qu'un pareil jugement ne doit pas être porté à la légère, j'affirme qu'après avoir appliqué maintes fois le moyen en question de l'observation des contrastes à l'étude de notre climat, j'affirme, dis-je, avec toute l'énergie de conviction dont je suis capable, que cette observation m'a démontré souvent, d'une façon irrécusable, l'action bienfaisante de ce climat, dans le traitement de la tuberculose pulmonaire.

Quoique je ne puisse pas citer des noms propres à l'appui de ma proposition, j'ose espérer que personne ne voudra révoquer en doute les quelques faits dont je vais relater en peu de mots les particularités saillantes. Rien ne me serait plus facile que d'en signaler un beaucoup plus grand nombre. Mais je crois pouvoir me borner à citer ceux qui peuvent servir de types :

Obs. I. — Il y a une huitaine d'années environ, un malade arrivé à la maturité de l'âge m'est adressé à Pau, avec tous les signes de la phthisie pulmonaire au premier degré, la respiration étant presque entièrement abolie dans tout le sommet du poumon droit, sans mélange de râles. Après cinq ou six semaines de séjour dans notre ville, ce malade était devenu presque méconnaissable; l'appétit, les forces et l'embonpoint revenaient et progressaient de jour en jour, au point qu'au bout de quatre ou cinq mois, il avait regagné toutes les apparences de la force et de la santé. Quant à l'état local, il avait également subi une amélioration telle, qu'on trouvait à peine un léger affaiblissement du murmure respiratoire là où, quelques mois auparavant, il était à peine perceptible.

Ce malade rentre chez lui vers le commencement du printemps, et recommence à décliner dans le courant de l'automne. Il revient à Pau, à l'entrée de l'hiver, à peu près dans les mêmes conditions où il se trouvait une année auparavant. Or, que l'on veuille bien se figurer ces alternatives d'amélioration et d'aggravation se reproduisant sept ou huit années de suite, aux mêmes époques et au même degré, à quelques nuances près, et l'on aura l'observation complète de ce malade. Or, aujourd'hui, comme il y a huit ans, ce malade en est toujours à la période congestive, se traduisant parfois par de légères hémoptysies et jamais ou presque jamais la présence d'aucun râle sous-crépitant, de quelque durée, n'a révélé l'existence d'une fonte tuberculeuse quelconque.

Pour rester dans le vrai, je dois ajouter cependant que, dans ces trois dernières années en particulier, le mouvement de recul commence à se produire à Pau même, en février ou en mars, pour s'accentuer de plus en plus dans le courant de l'été et de l'automne. Mais, une année, il est arrivé à ce malade d'être appelé dans son pays, pour une affaire urgente, dans le cœur même de l'hiver. Il part de Pau, dans les meilleures conditions de santé, prend toutes les précautions désirables contre le froid, tant en voyage qu'en arrivant à destination, ne quitte pas la chambre durant tout son séjour chez lui. Or, en rentrant dans notre ville, après huit ou dix jours d'absence, ce malade était devenu méconnaissable, tant sa santé générale s'était altérée, et en même temps l'obscurité de la respiration s'était reproduite du côté affecté. Tous ces troubles avaient reparu, sans qu'une seule imprudence eût été commise, sans qu'aucune émotion fût survenue qui pût en expliquer le retour. Or, cette fois encore, une amélioration rapide n'avait pas tardé à se montrer en très peu de temps, quelques semaines à peine, notre malade a regagné une fois de plus ce qu'il avait perdu.

Obs. II. — Dans l'hiver de 1875, j'ai été appelé à donner des soins pour la première fois à un Belge, alors âgé d'une cinquantaine d'années, lequel présentait les signes généraux et locaux d'une phthisie pulmonaire, arrivée au second degré. L'état général en particulier était des plus mauvais et contrastait avec le peu d'étendue de la lésion pulmonaire, laquelle siégeait du côté droit et en arrière, au niveau de l'épine de l'omoplate, dans le voisinage de la racine du poumon: l'auscultation révélait en ce point la présence de râles sous-crépitants humides à grosses bulles. La maladie, qui remontait à quelques mois à peine, avait fait des progrès rapides et avait donné lieu à quelques hémoptysies légères, mais souvent répétées. L'affaiblissement général était considérable et, durant les deux ou trois premiers mois de son séjour à Pau, c'est à peine si notre malade avait pu faire quelques rares promenades en voiture. La famille était fort inquiète et j'avoue que je ne pouvais pas m'empêcher de partager ses appréhensions.

Une amélioration notable n'a pas tardé cependant à se produire, tant du côté de l'état général que de l'état local, et, dans le courant de son quatrième mois de séjour à Pau, ce malade pouvait se livrer à des courses en voiture presque journalières. Il lui arrivait, par intervalles, de venir prendre quelques conseils chez moi ; mais il était encore si faible, qu'il ne pouvait pas gravir mes deux étages et me faisait demander à la porte d'entrée de la maison que j'habitais. Je crois devoir donner tous ces détails, pour bien montrer l'état de faiblesse où il se trouvait en arrivant dans notre ville. Avant de s'en aller cependant, à la fin de ce premier hiver, il pouvait déjà faire quelques courtes promenades à pied. Quant aux râles sous-crépitants de la partie affectée, ils étaient devenus et plus limités et plus faibles.

Le progrès, ainsi obtenu, est cependant resté bien imparfait et n'a pas été de bien longue durée. La santé générale s'est déjà altérée dans le courant de l'été, sans toutefois subir cette atteinte profonde qui m'avait frappé quelques mois auparavant. Aussi, bien avant l'arrivée des premiers froids, notre malade revient à Pau, où il a passé un second hiver dans des conditions relativement bien meilleures que celles où il s'était trouvé l'année dernière. Cette fois encore, le relèvement des forces s'est produit, mais avec une rapidité beaucoup plus grande ; les promenades à pied sont devenues non seulement possibles, mais fréquentes, et l'état local a subi une amélioration correspondante, au point qu'à la fin du second hiver, les signes stéthoscopiques observés précédemment ne pouvaient plus être perçus et avaient été remplacés par une simple rudesse du murmure respiratoire.

Malgré mes instances, notre malade, en se trouvant si bien, a voulu rentrer chez lui vers les premiers jours d'avril. Or, il s'est produit dans son état un revirement si brusque et si complet, que vers les derniers jours du même mois, trois semaines plus tard environ, il revint à Pau, où je suis frappé de son amaigrissement et de la déperdition de ses forces, ainsi que du retour des phénomènes stéthoscopiques dont je n'avais plus trouvé la trace quelques semaines auparavant. Une amélioration rapide cette fois ne tarda pas à se produire, au point que, vers les premiers jours de juin, nous avions amplement regagné tout le terrain perdu.

L'été suivant (1877) s'est beaucoup mieux passé que celui de l'année précédente, et le malade rentra à Pau, vers le milieu de l'automne, dans d'excellentes conditions de santé. Durant ce troisième hiver, il n'a, pour ainsi dire, pas été souffrant ; c'est à peine s'il toussait à de rares intervalles, et il a pu, non seulement sortir chaque jour, mais même faire souvent de longues courses à pied de huit et dix kilomètres chacune. Il avait recouvré, en un mot, tous les attributs de la force et de la santé, et un murmure vésiculaire normal se faisait entendre dans la partie supéro-interne de la fosse sous-épineuse, là où avaient siégé primitivement les signes stéthoscopiques indicateurs d'une fonte tuberculeuse limitée.

En présence de cette amélioration ou plutôt de cette apparence de guérison tout à fait inespérée, je dis à notre malade qu'il pourra se dispenser de revenir l'hiver suivant : seulement, je le garde à Pau jusqu'aux premiers jours de mai, époque de l'ouverture de l'Exposition.

Au moment où il quitte Pau, du 10 au 15 mai 1878, il se

trouvait dans les meilleures conditions de santé. Or, je suis tout étonné de recevoir, deux semaines plus tard, une lettre qui m'était adressée par un membre de sa famille et qui m'apprend que la toux et une forte fièvre s'étaient déclarées dès le troisième jour après l'arrivée de notre malade à Paris, et que ce dernier avait été obligé de rentrer dans son pays, dès que ces accidents qui menaçaient de devenir sérieux avaient pu être conjurés.

Que s'est-il passé dans cette rechute ? Je l'ignore. Toujours est-il que le malade et son entourage en ont été vivement effrayés et qu'ils ont été frappés surtout de cette répétition d'accidents plus ou moins graves, se reproduisant toujours loin de notre pays et se dissipant de même aux premières lueurs du soleil du Midi. Aussi, depuis ce moment, a-t-il été décidé en famille et sans prendre avis de la Faculté, que notre malade, jusqu'à nouvel ordre, passerait tous les hivers à Pau. « Je suis condamné à perpétuité, me dit-il quelquefois, « à un exil temporaire. Dès qu'arrivent les premiers froids, « malgré tous les regrets qu'elle en a, ma famille me pousse « par les épaules hors de chez moi et je me vois forcé d'obéir, « parce que je comprends trop bien que si je ne me résignais « pas à me séparer d'eux pour quelques mois, je risquerais « fort de m'en séparer tout à fait. »

Or, voici deux autres hivers que ce malade a passés à Pau, sans que j'aie été appelé à le soigner autrement que pour des indispositions sans importance. De loin en loin, cependant, quand une légère bronchite se déclare, je constate sur le siège de l'affection primitive une sorte de bruit affaibli de clapet qui remplace les anciens râles humides du début. Cela ne l'empêche nullement de sortir tous les jours et par tous les temps et de jouir de tous les attributs d'une excellente santé.

Obs. III. — Il y a huit ans que je donne des soins à un enfant étranger aujourd'hui devenu jeune homme, lequel en arrivant à Pau, à l'âge de 11 ans, avait l'aspect chétif et languissant; il avait une toux opiniâtre depuis plusieurs mois et présentait tous les signes d'une congestion pulmonaire de tout le sommet pulmonaire droit : on notait en particulier une absence presque absolue de la respiration en ce point, sans bruits anormaux d'aucune sorte. Dès la première année, l'amélioration obtenue a été des plus considérables, et après le second hiver passé à Pau, la respiration, sans être redevenue tout à fait normale, se faisait entendre très distinctement dans la zone primitivement occupée par la congestion.

La mère de cet enfant, désirant être fixée sur l'époque à laquelle elle pourrait se dispenser de l'emmener l'hiver dans le Midi, je n'ai pas craint de lui conseiller de le faire retourner l'année suivante dans son pays. Mais, en voyant que je constatais encore un peu de faiblesse relative au sommet du poumon droit, elle aima mieux passer encore, avec lui, ce troisième hiver sous notre climat. Or, notre petit malade a bien vite regagné le temps perdu et a pris un développement considérable, au fur et à mesure que la respiration reprenait, du côté affecté, tous ses caractères normaux. Cette fois, en raison des intérêts de famille qui l'appelaient dans son pays, j'ai donné, sans hésitation, à cette dame, le conseil de ne plus faire revenir son fils à Pau l'année suivante, avec la réserve toutefois qu'elle ne tarderait pas à nous le ramener, si elle observait le moindre retour des accidents pulmonaires primitifs ou même une altération quelque peu appréciable de la santé générale.

Après avoir essayé de suivre mon conseil, elle n'a pas tardé à voir la santé de son enfant se détériorer de nouveau, et elle serait revenue beaucoup plus tôt, si elle n'en avait été empêchée par une longue continuité de pluies qui venaient de régner dans son pays. Ce n'est que vers la fin de janvier qu'elle a pu retourner à Pau avec son fils, qui avait été repris de la même congestion pulmonaire siégeant au même point, quoiqu'un peu moins intense et un peu moins étendue qu'autrefois. Une amélioration rapide s'est de nouveau produite, tant du côté de l'état général que de l'état local, et notre petit malade se trouvait, trois mois plus tard, à peu près au même degré de forces et de santé où il était arrivé l'année précédente.

Il n'y a pas eu de peine, cette fois, à persuader à cette dame combien un séjour prolongé dans notre pays devenait nécessaire pour la consolidation de la santé de son enfant. Depuis cette époque, ce dernier a passé tous ses hivers à Pau, et loin de conserver la moindre trace de son ancienne affection pulmonaire, il s'est développé rapidement et a gagné une vigueur de constitution peu ordinaire chez la plupart des jeunes gens de son âge.

Obs. IV. — Quoique moins probante que les précédentes, cette quatrième observation est bien propre à faire réfléchir, et comporte un de ces enseignements qui se gravent profondément dans l'esprit du médecin.

Voici, en quelques mots, l'histoire de cette intéressante jeune fille dont le père était mort phthisique à Pau, quelques années auparavant. Cette demoiselle avait deux frères dont l'un, très délicat, avait offert quelques symptômes menaçants du côté de la poitrine, peu de temps après la mort du père. C'est pour cet enfant que la famille était revenue à Pau et, quoiqu'il ne s'agisse pas principalement de lui dans cette observation, je crois devoir dire qu'il a fini par recouvrer, après bien des soins, sinon une grande vigueur de constitution, du moins un état de santé compatible avec les exigences ordinaires de la vie.

Quant à la demoiselle dont je veux parler exclusivement, elle avait passé quatre années consécutives à Pau, sans prendre aucune de ces précautions minutieuses que j'étais le premier à exiger de son frère, venu expressément pour se soigner. Rien ne dénotait, chez elle, une disposition maladive quelconque, si ce n'est un peu de lenteur dans le développement général du corps, lenteur qui n'était d'ailleurs nullement exagérée. Je n'ai eu qu'une seule fois à m'occuper sérieusement de sa santé : c'était dans le courant du troisième hiver qu'elle passait à Pau.

Après être restée longtemps exposée à la pluie et avoir eu les pieds mouillés pendant une longue promenade, elle a été prise tout à coup, pendant que je me trouvais par hasard près d'elle, d'une hémoptysie des plus légères, au moment où je venais rendre visite à son frère : c'est à peine si, après quelques faibles efforts de toux, elle a rendu deux ou trois crachats tant soit peu sanguinolents. Tout s'est borné à cette hémoptysie insignifiante qui ne s'est plus reproduite, ni le jour même, ni les jours suivants. Mais, avec les antécédents que je connaissais, ce symptôme fugace, je n'ai pas besoin de le dire, a attiré toute mon attention. Non seulement j'ai pratiqué l'auscultation, séance tenante, avec un soin des plus extrêmes, mais j'ai renouvelé cet examen plusieurs jours de suite, et plus tard à des intervalles plus ou moins éloignés, sans jamais pouvoir saisir la moindre altération du rhythme ou des caractères normaux de la respiration. Cet accident, d'ailleurs, ne s'est accompagné d'aucun trouble de l'état général, et la santé n'a pas subi la plus légère atteinte.

Non seulement le reste de l'hiver s'est bien passé, mais notre jeune malade est revenue encore l'hiver suivant dans notre pays, sans jamais être reprise d'hémoptysie ou de tout autre symptôme pulmonaire. La santé de son frère s'étant suffisamment consolidée, la famille n'est pas revenue à Pau l'année suivante. Or, c'est durant l'hiver de cette dernière année que cette malheureuse jeune fille a succombé, en moins de six semaines, à une phthisie galopante. J'ai appris, plus tard, par un des membres de sa famille, que le mal avait débuté par une seconde hémoptysie aussi légère et aussi insignifiante que la précédente. Cette fois, encore, on soumet cette demoiselle à l'examen d'un médecin très habitué aux soins des affections pulmonaires et l'auscultation ne révèle pas davantage, quelques heures après l'accident, le plus petit symptôme stéthoscopique.

Mais, très peu de jours après cet accident, une petite toux se déclare, la santé générale s'altère promptement, des lésions pulmonaires apparaissent au sommet de l'un des poumons et ne tardent pas à progresser au point d'entraîner en quelques semaines le fatal et cruel dénouement dont j'ai déjà parlé.

Je n'ignore pas sans doute qu'un fait de ce genre, pris isolément, ne suffit pas à résoudre cette difficile question relative à la différence que peuvent imprimer les diverses influences climatériques. Mais il acquiert une réelle importance, lorsqu'on le rapproche des précédents et de beaucoup d'autres que je pourrais rapporter et que plusieurs de mes confrères ont dû observer comme moi. Pourquoi le même accident reste-t-il insignifiant sous l'un des climats et pourquoi est-il promptement suivi, sous un autre climat, d'accidents de la plus haute gravité et de la mort elle-même?

L'organisme restant le même, du moins en apparence, n'est-il pas rationnel d'attribuer ces deux modes si divers de terminaison à la différence des climats? A moins de tout nier de parti pris, il me semble difficile qu'après avoir pris connaissance des faits que je viens de relater, on puisse sérieusement contester l'influence bienfaisante qu'exerce notre climat sur la marche de la tuberculose pulmonaire. Je me bornerai à dire, à propos de la dernière observation, que la différence climatérique en question est apparue très nettement au médecin très haut placé de cette famille. Il a exigé, en effet, qu'elle vînt passer trois nouveaux hivers à Pau, dans le but d'obtenir la consolidation de la sante du premier des enfants qui avait pendant bien longtemps, je l'ai déjà dit, inspiré de si vives inquiétudes.

Aux raisons que je viens d'exposer, s'en ajoute une autre dont on ne doit pas méconnaître la valeur, c'est le témoignage même des malades qui disent ou qui prouvent, ce qui vaut encore mieux, qu'ils ont retiré des avantages marqués de leur séjour plus ou moins prolongé dans notre ville. S'imagine-t-on que ce soit une chose bien facile que de persuader à des malheureux patients qu'ils sont réellement beaucoup mieux lorsqu'ils se trouvent, eux, toujours minés par la fièvre, l'insomnie, la persistance de la toux, la perte d'appétit et parfois par d'autres troubles encore plus pénibles à supporter? Et, en admettant qu'on fût parvenu à leur faire accroire que tous leurs maux sont chimériques, de quelle éloquence ne faudrait-il pas être doué pour les leurrer d'illusions durant des mois et des années, pour leur faire considérer comme indispensable un exil qui les prive, pour la plupart, de la vie de famille, porte atteinte à leurs intérêts matériels et les entrave souvent dans la carrière de leur choix ? Non, ce n'est pas là le motif de leurs préférences pour le climat qu'ils ont adopté. S'ils y reviennent et qu'ils acceptent tous les sacrifices dont je viens de parler, c'est qu'ils y trouvent, dans l'amélioration progressive de leur santé, la plus puissante des compensations. Quelques-uns même ont été obligés de se fixer définitivement dans notre pays. J'en connais qui ne l'ont fait qu'après avoir tenté inutilement et à diverses reprises de rentrer dans le leur, où ils n'ont jamais pu se maintenir en bonne santé. Il est de notoriété publique, d'ailleurs, qu'un grand nombre des plus belles villas de Pau ou des environs appartiennent à des étrangers que des raisons de santé ont contraints à s'établir parmi nous.

On voit par là que le témoignage des malades ne doit pas plus être dédaigné quand il s'agit d'apprécier les avantages d'un climat que lorsqu'ils ont à se prononcer sur l'efficacité réelle de tel ou tel autre traitement auquel ils ont été soumis pour d'autres affections. Ce sont eux, en définitive, qui doivent avoir le dernier mot dans le jugement à porter sur un moyen thérapeutique quelconque, que ce moyen soit tiré de la matière médicale proprement dite ou de l'association, dans un même pays, de divers agents climatériques. Que signifierait, en effet, l'excellence d'un traitement dont le malade n'aurait jamais conscience ? Et, d'un autre côté, comment s'y prendrait-on pour soutenir à son encontre que l'amélioration qu'il ressent est purement imaginaire, qu'il ne sait pas ce qu'il dit, par exemple, quand il assure pouvoir marcher sans fatigue plusieurs heures durant, alors qu'auparavant, en dépit de tous ses efforts, il n'aurait pas pu faire une centaine de pas ?

§ 2. — Les conditions de l'influence salutaire exercée par notre climat sont de deux sortes : elles sont relatives, d'une part, aux divers éléments variables qui constituent ce dernier, et d'autre part, à l'état de résistance de l'organisme variant suivant la période plus ou moins avancée du mal et suivant les malades eux-mêmes. Passons rapidement en revue ces deux ordres de conditions :

On se tromperait fort, si on voulait toujours juger de l'action favorable ou nuisible des divers agents atmosphériques d'après la nature des sensations qu'ils nous procurent. Un temps de pluie est partout désagréable, et cependant il peut être nuisible dans un pays et favorable ou tout au moins indifférent dans un autre pays. Il m'est arrivé souvent, surtout au début de ma pratique, d'empêcher les malades de sortir, pour peu que le temps parût devoir être pluvieux. Or, j'ai maintes fois remarqué, et je sais qu'un grand nombre de mes confrères l'ont remarqué comme moi, que d'une manière générale, le temps sombre, couvert de nuages, convenait infiniment plus à nos phthisiques qu'un soleil éclatant. Les trop longues périodes de beau temps, celles qui se prolongent, par exemple, au delà de cinq ou six semaines, conviennent infiniment moins à leur santé que des périodes équivalentes de temps sombre et pluvieux. Les belles journées d'hiver, j'oserai même dire, quoiqu'il s'agisse de mon pays, les splendides journées que nous avons ici et qui font l'admiration des étrangers, ne sont favorables qu'à la condition d'être entremêlées de journées de temps couvert ou de succéder à une longue série de pluies. Par ces périodes de soleil radieux, les soirées et les matinées sont généralement froides ; mais, de une heure à trois heures de l'après-midi, nous jouissons d'une température printanière et même chaude qui fait le plus grand bien à nos malades. Mais, pour peu que ces périodes se prolongent sans interruption au delà d'un mois, l'air devient trop sec et les malades ne continuent pas à en ressentir la même influence qu'ils en avaient obtenue jusque-là.

Il n'en est plus de même des longues séries de fortes pluies qui peuvent priver, sans doute, un certain nombre de nos hôtes d'hiver d'un exercice quotidien qui leur serait éminemment salutaire. Mais l'influence que ces pluies prolongées exercent sur les affections pulmonaires est loin d'être celle que l'on pourrait supposer *à priori*. Loin d'exciter la toux, ce temps pluvieux semble produire une détente salutaire et amène une sorte de sédation dont beaucoup de malades paraissent étonnés. A quoi tient cette particularité ? Je l'ignore. Toujours est-il que le fait existe et se trouve journellement confirmé par l'observation des médecins et l'expérience des malades eux-mêmes. « Si « j'avais le même temps chez moi, entends-je dire « parfois par l'un ou l'autre d'entre eux, je serais fort « souffrant et devrais me confiner au lit ou dans la « chambre. » Or, la plupart de ces malades, surtout s'ils n'ont pas dépassé la période congestive, peuvent sortir impunément presque par tous les temps, sans en être sérieusement incommodés.

Il n'en résulte nullement qu'on doive permettre à

ces malades de commettre des imprudences auxquelles ils n'ont que trop de tendance à se livrer. Mais je constate un fait, et ce fait est trop général pour qu'il puisse être nié par tous ceux, médecins et malades, qui ont habité quelque temps notre pays. Pour justifier cette assertion, je citerai les deux exemples suivants : — Je donne des soins à une malade extrêmement sensible aux moindres variations atmosphériques quand elle habite son pays. Or, depuis plusieurs années qu'elle habite Pau, elle est allée chaque année à la messe de minuit sans me consulter, bien entendu, mais aussi sans en ressentir une seule fois la moindre incommodité. — Un autre de mes malades, qui prétend que l'air de son pays, en hiver, est un véritable poison pour lui, a été surpris plusieurs fois par la pluie au moment où il revenait de longues promenades à pied qu'il a coutume de faire presque tous les jours sous notre climat. Sans prétendre, assurément, que de pareilles imprudences lui aient été utiles et doivent être encouragées, je puis dire que ce malade n'en a jamais ressenti les conséquences fâcheuses auxquelles il s'est exposé en maintes circonstances. « Si « je commettais chez moi, me dit-il quelquefois, le « quart des imprudences que je fais ici impunément, « il y a longtemps que je serais mort. » Ce malade, cependant, a présenté tous les signes d'un travail de ramollissement tuberculeux siégeant au sommet du poumon droit et presque entièrement enrayé aujourd'hui. — Je crois qu'il est non seulement utile, mais même indispensable d'entrer dans tous ces détails, car une assertion n'a de valeur que par les faits précis qui s'y rapportent. On doit le faire surtout lorsqu'on a le désir bien légitime de persuader à ses confrères qu'on s'est livré à une observation impartiale et rigoureuse et qu'on n'a jamais cédé aux suggestions de ce faux patriotisme, qui sert mal le pays qu'il veut favoriser en imprimant aux jugements qu'il porte une coupable complaisance.

Parmi les conditions relatives à l'action salutaire à attendre du climat de notre pays, il en est une que je veux signaler en dernier lieu, parce qu'elle m'a frappé plus d'une fois. Depuis que l'établissement du chemin de fer a rendu partout les déplacements si faciles, les malades qu'on envoie dans les diverses stations hivernales (car je sais qu'ils font généralement de même pour toutes les stations) y arrivent généralement trop tard. Je ne saurais dire le nombre de malades que j'ai vu arriver en novembre ou en décembre dans un état de maladie très avancée, après avoir subi dans leur pays les premières atteintes du froid, toujours plus difficiles à supporter par des organismes frêles ou délicats. Or, si ces malades étaient venus un ou deux mois plus tôt, la plupart d'entre eux s'y seraient trouvés dans de bien meilleures conditions pour obtenir sinon une amélioration réelle, toujours lente à se produire, du moins un temps d'arrêt dans les progrès funestes de leur mal. Les mois de septembre et d'octobre sont, en effet, généralement très beaux dans notre pays, et il est vraiment dommage que beaucoup de nos hôtes d'hiver négligent d'en profiter. Il y va de leur intérêt plus que d'aucun autre ; car, s'ils avaient l'avisement de soigner de bonne heure une affection qui, en enrayant la nutrition, entraîne d'ordinaire une si rapide et si profonde déperdition de forces, deux mois de soins pris à propos pourraient les dispenser de subir, dans la suite, de trop longues années d'exil.

Outre les conditions climatériques proprement dites que nous venons de mentionner, il en est d'autres inhérentes au sujet lui-même qui peuvent modifier dans une très large mesure les effets produits sur la marche de la tuberculose. Est-il besoin de dire, par exemple, que, toutes choses étant égales d'ailleurs, le degré de résistance peut varier et varie, en effet, suivant les malades, suivant que l'affection pulmonaire dont ils sont atteints soit héréditaire ou accidentelle, etc., etc. ?

Mais la principale différence d'action climatérique sur les divers malades provient de la période plus ou moins avancée du mal à laquelle ceux-ci se décident à s'expatrier. Quoique j'aie observé, à toutes les périodes, des guérisons vraiment surprenantes et à défaut de celles-ci une prolongation non douteuse de l'existence chez beaucoup d'entre eux, je dois dire que les résultats obtenus diffèrent du tout au tout, selon que la tuberculose ait une origine récente ou remonte déjà à une date un peu ancienne. Si jamais le fameux précepte : *principiis obsta* doit trouver une heureuse application, c'est bien dans le traitement de la phthisie pulmonaire. Cette règle est plus rigoureuse encore, quand il s'agit de soumettre les malheureux qui en sont atteints à l'influence toujours lente, si salutaire qu'elle soit, des divers agents climatériques. Il ne faut pas se le dissimuler : cette cruelle maladie guérit rarement, en tout pays, quand elle est déjà avancée, lorsqu'un ou les deux sommets pulmonaires sont déjà le siége d'un ramollissement tuberculeux plus ou moins étendu. Il n'existe pas d'agent thérapeutique, il n'existe aucun climat capables de refaire un poumon à moitié perdu, et lorsqu'on arrive à préserver les parties restées saines et à obtenir ainsi la cicatrisation de la portion pulmonaire déjà envahie, ce n'est jamais qu'après beaucoup de soins qu'on y parvient, et encore n'est-il en général permis de compter sur une guérison définitive qu'après le séjour de plusieurs années dans le Midi.

Or, il n'en est pas heureusement de même, lorsque les malades consentent à se déplacer de bonne heure. Je suis très convaincu pour ma part, quoique je n'aie pas pu faire à cet égard une statistique rigoureuse, que, cette condition essentielle étant remplie, plus des trois quarts d'entre eux obtiendraient en peu d'années, sinon une de ces robustes guérisons qui défient toutes les causes morbides, du moins un état de santé très satisfaisant, mais à la conservation duquel devrait contribuer cependant la pratique des règles élémentaires de l'hygiène. Il n'y a pas d'année où je n'observe quelques-unes de ces heureuses guérisons, et j'ajouterai même des guérisons *inespérées*, si l'on songe à la rapidité avec laquelle nous voyons souvent se modifier ici ces congestions prémonitoires de la tuberculose pulmonaire, lesquelles résistent pourtant, sous de mauvais climats, aux soins les plus vigilants et le mieux entendus.

Il est absolument impossible d'objecter que ces prétendues guérisons doivent être attribuées à des erreurs de diagnostic; car il n'est pas d'étude séméiologique qui ait été poussée plus loin que celle du début de la phthisie, il n'est pas d'affection morbide commençante qui apparaisse au clinicien avec des caractères plus tranchés. La plupart de nos malades, d'ailleurs, nous arrivent avec un diagnostic tout fait. Il advient même très souvent que ce dernier se trouve confirmé par les maîtres les plus éminents, car les familles ne se décident qu'à regret à une sorte de dislocation indéfinie qui nuit à tous leurs intérêts. Les malades eux-mêmes, qui se préoccupent peu d'ordinaire de leur état de santé, ne consentent pas volontiers à quitter leurs habitudes ou leurs affaires. Ils ne veulent accepter qu'à bon escient l'exil qu'on leur propose, et non contents des raisons qu'on leur donne et dont ils ne peuvent pas connaître toute l'importance, ils veulent que ces raisons soient hautement approuvées et ils sont par là même conduits à prendre conseil des praticiens les plus autorisés.

Je crois devoir donner, à l'appui de quelques-unes des assertions qui précèdent, une observation que je viens de recueillir tout récemment. Je n'en saurais trouver une surtout qui fût plus propre à porter la conviction dans tous les esprits. Car je puis la constituer tout entière avec des données très précises et soumises au contrôle le plus éclairé, sans que j'aie à prendre d'autre peine que de les enregistrer, n'ayant pas été à même, d'ailleurs, de les recueillir toutes par moi-même.

Obs. V. — Le jeune malade dont il va être question, âgé de 9 ans 1/2, est arrivé à Pau le 17 avril 1880. M. le professeur Jaccoud a bien voulu le confier à mes soins et me fait savoir, dans une simple note, que ce malade a été affecté, au mois de février, étant en Russie, d'une coqueluche grave et que celle-ci a fini par se compliquer d'une bronchite aiguë et sans doute aussi d'une adénite péribronchique. Sans offrir cet ensemble de signes qui révèle une gravité immédiate, l'état de cet enfant est loin cependant d'être indifférent et me paraît de nature à inspirer les plus sérieuses préoccupations.

Le facies est pâle et amaigri, la physionomie exprime la souffrance ; il existe une véritable déperdition des forces et tous ces symptômes, qui ont pu subir un certain degré d'exagération à la suite des fatigues du voyage, persistent toutefois sans atténuation appréciable, les deux ou trois jours suivants. Quant à l'état local, il ne révèle à l'auscultation et à la percussion que l'existence d'une forte congestion siégeant dans tout le sommet pulmonaire droit et ayant donné lieu en particulier à une obscurité très grande du murmure vésiculaire dans toute la région sous-claviculaire, ainsi que sur la fosse sus-épineuse et sur le tiers supérieur environ de la fosse sous-épineuse.

Mais, pour donner plus de poids à la valeur de cette observation, j'ai tenu à en écarter avec soin toute appréciation exclusivement personnelle, j'ai eu recours au contrôle le plus élevé que je puisse trouver et dont nul ne saurait par conséquent contester l'autorité. Ne voulant pas m'exposer, d'ailleurs, à rendre incomplètement sa pensée, j'ai écrit à M. le professeur Jaccoud, pour lui faire part du désir que j'aurais de publier l'observation de son petit malade et pour lui apprendre en même temps la prompte amélioration qu'avait subie l'état de ce dernier. Je l'ai prié, en conséquence, de vouloir bien me fournir quelques éclaircissements sur ce cas intéressant s'il jugeait opportun de le faire. Or, voici les précieux renseignements qu'il a bien voulu me donner et que j'extrais de sa réponse ; ils montreront infiniment mieux que ne sauraient le faire mes appréciations personnelles les caractères et la nature de l'affection dont cet enfant a été atteint. Je reproduis intégralement tout ce qui se rapporte au fait lui-même, tout en supprimant de sa réponse les passages inutiles et me concernant personnellement.

« Mon cher confrère,

« Grâce à vos bons soins et à sa bonne constitution, l'en-
« fant de M. X... a guéri plus rapidement que je ne l'avais
« supposé ; ce résultat m'a ravi plus qu'il ne m'a surpris. En

« vous adressant ce petit malade, je m'étais borné à vous « donner quelques indications diagnostiques, sans pouvoir « vous expliquer, faute de temps, ma façon de penser relati- « vement à cette congestion pulmonaire intense et haute- « ment fébrile qui tourmentait alors le malade sans préjudice « de ses quintes de toux paroxystique. Certes on pouvait, on « devait même songer à la possibilité d'une granulose aiguë, « et le fait de la guérison ne m'empêcherait pas de l'admettre. « Mais il y avait une autre interprétation possible, à laquelle « je m'arrêtais plus volontiers, en raison de quelques faits « analogues que j'ai vus; c'est celle d'une adénite péribron- « chique aiguë (je ne dis pas adénopathie chronique) produi- « sant par compression vasculaire la congestion en question. « Encore aujourd'hui je pense que ce fut là le processus fon- « damental, et que nous avons eu affaire à l'adénite aiguë que « provoque parfois la coqueluche grave. Si donc vous croyez « devoir publier cette observation et faire intervenir mon « opinion, je désire que vous l'exprimiez dans le sens précé- « dent, qui aujourd'hui plus encore qu'auparavant me paraît le « vrai.

« Je vous ai dit plus haut que le fait seul de la guérison ne « m'empêchait pas d'une manière absolue de croire à un début « de granulose; mais dans le cas présent, il y a pourtant une « particularité qui est à mes yeux difficilement conciliable « avec cette idée ; c'est la rapidité de cette guérison.

« Veuillez agréer, etc., etc.

« JACCOUD. »

Voici, d'autre part, au sujet du même malade, la note rédigée par son médecin ordinaire, M. le professeur Rauchfuss, de Saint-Pétersbourg, à la date du 5 avril 1880 :

« X..., 9 ans 1/2, avait pris une coqueluche assez modérée « le 26 février jusqu'au 22 mars. C'est alors qu'il commen- « çait à souffrir, la température montrait tous les jours des « élévations modérées, la toux conservait son caractère. De- « puis le 26 mars, la température accusait un type régulier,

« intermittent; températures de la nuit et du matin normales, « celles de l'après-midi et du jour élevées et même parfois « très hautes; transpiration parfois très abondante, surtout « vers la nuit. La rate est très peu enflée et le foie très peu « augmenté de volume. Dans les poumons, on trouve les si- « gnes d'un catarrhe des bronches grosses et moyennes; peu « de râles, à l'exception de râles secs; jamais et nulle part « des râles sous-crépitants ni de respiration soufflante ou tu- « baire ni d'autres signes de consolidation du tissu pulmo- « naire. En dernier temps, au poumon droit, le bruit respira- « toire devenait plus aigu, comme on le rencontre dans les « rétrécissements des bronches ou dans leur compression; en « même temps le bruit respiratoire à la région interscapu- « laire droite perdait son caractère vésiculaire, l'expiration « est bruyante et saccadée, et la percussion accuse un ton un « peu mat, de la submatité ici et à la fosse sous-épineuse.

« Prenant en considération que la fièvre, qui dure à présent « depuis seize jours, accuse le type d'une fièvre de résorption « comme on la rencontre chez des malades qui portent un « foyer purulent ou des glandes ou autres tissus subissant la « transformation caséeuse ou tuberculeuse, et ne trouvant « pas d'autres données pour l'expliquer que l'état maladif « consécutif à la coqueluche, je crois que nous avons affaire « dans ce cas à une péribronchite, plus que probablement liée « à une hyperplasie ou dégénérescence des glandes trachéo- « bronchiques. Il reste à savoir seulement si la péribronchite « est tuberculeuse ou non, si nous avons affaire à une vraie « tuberculose ou seulement à un état qui pourrait y aboutir. « Dans l'espoir que cette dernière chance nous soit réservée, « j'ai consenti volontiers au désir des parents d'offrir au ma- « lade les avantages d'un bon climat et l'effet salutaire du so- « leil et d'un air pur. J'ai choisi Pau dans l'espoir qu'il lui « serait permis de passer de là au mois de juin aux stations « plus élevées des Pyrénées, surtout à Cauterets. »

Or, M. le professeur Rauchfuss joint à cette note la liste des températures inscrites jour par jour et à des heures différentes. Ces températures ont toujours été prises avec un soin minutieux, par la mère du petit malade, laquelle est douée d'une sollicitude des plus éclairées, et a continué à les prendre jour par jour durant son séjour à Pau. J'ai pointé avec la plus grande exactitude, sur un papier quadrillé, les heures exactes où cette température a été notée chaque jour, et j'ai obtenu de la sorte la courbe que j'ai fait graver à la fin de ce travail (p. 109).

On peut voir sur cette courbe les phases diverses qu'a subies cette affection pulmonaire si grosse de menaces et peut-être même de danger; car en admettant, ce que je crois pour ma part, que nous n'ayons pas eu affaire à une vraie tuberculose commençante, mais simplement à une de ces violentes congestions qui en précèdent si souvent l'éclosion, la position de cet enfant n'en était pas moins réellement sérieuse. La mère m'a raconté d'ailleurs, qu'au moment où il a quitté Saint-Pétersbourg, on pouvait craindre de le voir succomber d'un instant à l'autre On peut y lire également, avec tous les caractères indéniables de l'évidence la plus complète, la décroissance graduelle qu'a subie la température depuis le jour de l'arrivée de ce petit malade à Pau, le 17 avril ; une semaine plus tard, le 23, la température était devenue tout à fait normale et est restée telle dans la suite, quoique je ne l'aie indiquée sur la planche que jusqu'au 9 mai. Un pareil changement peut provenir sans doute en partie de la tranquillité qui a succédé à l'agitation d'un long voyage. Mais cette cause d'apaisement, qu'on ne saurait contester, n'a pu jouer, chez notre petit malade, qu'un rôle tout à fait secondaire ; car, où la tranquillité pouvait-elle être plus grande pour lui que dans son propre pays? Et cependant, c'est avant tout déplacement que la température a subi les oscillations les plus fortes et les plus dangereuses. Quant aux phénomènes stéthoscopiques, ils ont subi la même amélioration rapide et progressive; chaque jour, l'air pénétrait de mieux en mieux dans le poumon congestionné et la respiration y reprenait insensiblement ses caractères normaux.

Mais, ce qu'aucune courbe ne peut rendre, c'est la joie de cette mère si éprouvée ; c'est encore le bonheur de vivre qu'on voyait sur les traits de ce jeune et intéressant malade, qui se sentait tout à coup revenir à la santé. Dès le lendemain du jour de son arrivée, il a pu sortir tous les jours en voiture, et dès le 23, il a pu se lever plusieurs heures par jour et marcher dans la chambre, alors qu'il ne pouvait pas bouger de son lit avant son départ pour Pau. A partir du 18 mai, il a pu même monter tous les jours à cheval et a continué à jouir depuis ce moment de tous les attributs et aussi de toutes les apparences d'une excellente santé.

Voilà donc une observation pour laquelle j'ai dû me livrer à de minces frais d'imagination, et je doute cependant qu'il m'arrive jamais de pouvoir en recueillir une autre qui puisse fournir une série de preuves plus incontestables en faveur de notre climat. Je dois ajouter, pour n'omettre aucun renseignement essentiel, que je me suis borné à administrer à ce petit malade une dose de 20 centigrammes de bromure de potassium, matin et soir, pendant six jours consécutifs. Je me suis fait un devoir d'instituer un traitement qui lui avait été recommandé par M. le professeur Jaccoud, et dont j'augurais moi-même un effet avantageux, d'après tout ce que je connaissais des propriétés de ce médicament, quoique je ne l'eusse jamais employé dans des cas semblables. Mais, tout en reconnaissant le rôle utile qu'il a pu jouer dans l'amélioration si grande et si rapide qui a été observée, je ne pense pas qu'il soit possible d'attribuer celle-ci uniquement à l'action de cet agent thérapeutique.

En admettant qu'on ait eu le bonheur d'observer une amélioration des plus réelles chez un malade sérieusement atteint ou tout au moins gravement menacé, il reste encore une question très délicate à trancher, c'est celle qui a trait à la durée de son séjour dans le Midi. Faut-il considérer comme entièrement guéri un malade qui, après un ou plusieurs hivers passés sous un climat favorable, offrirait toutes les apparences de la santé et ne conserverait guère que des traces à peu près insignifiantes de ses phénomènes stéthoscopiques antérieures? C'est là une question bien difficile à trancher, comme le sont, du reste, toutes celles qui engagent, à un haut degré, la conscience du médecin. C'est toujours une chose grave, d'un côté, que de s'exposer à séparer sans nécessité un père ou une mère de ses enfants ou *vice versa*, ou bien de forcer toute une famille à s'expatrier, en admettant même que cet exil prolongé ne soit pas de nature à lui causer un dommage matériel plus ou moins considérable. C'est une chose non moins grave, d'autre part, que de risquer de compromettre en peu de temps une guérison incertaine et mal assise, obtenue le plus souvent après de longs sacrifices de tout genre.

Une pareille question est bien faite pour plonger souvent dans un grand embarras le médecin le plus consciencieux, et il semble tout rationnel que, dans des cas aussi perplexes, ce dernier veuille soumettre son propre avis à celui d'un médecin étranger aussi éclairé que désintéressé. Ai-je besoin de dire qu'il ne faut pas perdre de vue, si on doit être seul à se prononcer en pareille matière, que l'intérêt d'un malade est chose essentiellement complexe, comme le climat qui le soulage, et que le médecin doit s'efforcer dès lors d'en peser tous les éléments avec la plus scrupuleuse impartialité ? Il ne faudrait pas croire cependant que l'avis le meilleur fût toujours dicté par la plus excessive des réserves. J'ai eu, pour ma part, à regretter bien des fois de ne pas m'être montré assez affirmatif sur la nécessité d'une prolongation de séjour, nécessité que je croyais pourtant des plus utiles.

A l'appui de mon assertion, je citerai l'exemple suivant qui m'a bien vivement impressionné.

Obs. VI. — Il s'agissait d'un jeune homme des plus intéressants, comme le sont la plupart des malheureux phthisiques, l'un des trois seuls survivants d'une famille riche et nombreuse et dont cinq frères ou sœurs avaient déjà succombé à la phthisie pulmonaire. J'avais soigné à Pau, quelques années auparavant, l'une des sœurs qui y était morte, en peu de mois, des suites d'une forme aiguë sinon réellement galopante. Ce jeune homme, d'un naturel charmant et d'un bel avenir si la santé pouvait lui être conservée, venait de terminer sa première année d'études dans une de nos écoles importantes du gouvernement, lorsqu'il est venu à Pau, durant les vacances, dans le double but de s'y soigner et de passer quelque temps près d'un de ses parents.

Quant il est venu dans notre ville, à la fin d'août, je lui ai formellement déclaré, en m'efforçant toutefois de ne pas l'effrayer, que je ne le laisserais pas retourner dans le Nord, durant l'hiver prochain. Quoi qu'il fût résolu d'avance à accepter ma décision, quelle qu'elle fût, il ne m'a pas caché cependant qu'il la suivrait à regret s'il devait voir tous ses rêves s'évanouir avec sa carrière intellectuelle brusquement interrompue. Il offrait parfaitement caractérisés la plupart des signes avant-coureurs de la tuberculose pulmonaire, avec des symptômes stéthoscopiques heureusement très peu accentués au sommet du poumon droit et indiquant, en ce point, une simple congestion, sans le mélange d'aucun râle.

Sous l'influence du repos, de l'exercice quotidien en plein air et d'un temps ravissant, ce jeune homme a subi une amélioration si rapide et si grande que je n'ai pas eu le courage de persister dans mon premier conseil. Je me suis borné à le retenir aussi longtemps que j'ai pu, jusque vers le milieu du mois de novembre suivant, en me donnant pour excuse que je l'exposerais de même au danger que je redoutais en lui imposant une contrariété très vive et d'un effet durable. Il est donc reparti, plein d'entrain et de santé, et cet état semblait devoir se prolonger à ma grande satisfaction, car je recevais parfois de ses nouvelles.

Cette joie, malheureusement, n'a pas été de bien longue durée. Au printemps suivant, ce jeune homme a vu reparaître les symptômes de son mal, et pour ne pas interrompre ses études il a négligé de se soigner. A l'entrée de l'hiver, il revenait à Pau, bien décidé cette fois à n'avoir d'autre souci que celui de recouvrer l'intégrité de sa santé. Mais, hélas ! il était déjà trop tard. Des signes de ramollissement tuberculeux existaient en ce moment au point simplement congestionné une année auparavant. Comme ses frères et sœurs, ce malheureux jeune homme a succombé aux suites d'une phthisie aiguë.

Des cas, comme celui que je viens de rapporter, laissent dans l'esprit du médecin un souvenir et des regrets qui lui servent de leçon, et lui montrent clairement qu'un excès de réserve a aussi ses dangers dont il faut tenir grand compte, dans l'intérêt même des malades. J'avais déjà observé plusieurs faits de ce genre pour lesquels, avec une bien moindre responsabilité de ma part, un séjour trop peu prolongé avait été suivi du même dénouement funeste. Aussi ai-je été conduit insensiblement, quand je le croyais urgent, à affirmer sans hésitation à mes malades que le séjour dans le Midi leur était encore nécessaire, en ayant la précaution d'ajouter qu'ils pouvaient se rendre à la station hivernale de leur choix. C'est bien dans ce sens que j'avais parlé à cet intéressant jeune homme dont je viens de relater la triste fin, ce qui prouve que, dès mon premier examen, je n'avais que trop sainement apprécié la véritable situation. Si je me suis départi plus tard du conseil avisé que je lui avais donné et dans lequel j'aurais dû persister, c'est que j'ai constaté en peu de temps une trop grande amélioration. J'ai cru qu'il aurait le temps d'achever ses études et de revenir, si besoin était, l'année suivante, avec l'esprit libre de toute préoccupation.

Il ne suffit pas de savoir qu'un nouveau séjour dans le Midi est encore nécessaire à tel ou tel malade. Il importerait encore, non pas de lui fixer d'avance la limite de temps qu'il faudra atteindre, ce qu'on devrait bien se garder de lui dire trop longtemps d'avance, en admettant qu'on pût le faire, mais bien plutôt d'établir pour soi-même une règle pratique assez sûre pour ne pas trop s'écarter des conseils d'une prudence raisonnable et non exagérée. Or, il est impossible de fixer à cet égard une règle absolue. La dose climatérique, si l'on peut ainsi dire, est comme la dose médicamenteuse : elle doit varier suivant chaque malade. Il y a plus, et c'est là une conclusion pratique de la plus haute importance : c'est qu'en général, *le séjour dans le Midi devra être d'autant moins prolongé, que l'affection pulmonaire dont tel ou tel malade sera atteint y aura été traitée de meilleure heure, durant le cours de la période congestive, par exemple*, et *vice versa*. Je suis fermement convaincu, pour ma part, qu'une ou deux années de soins suffiraient d'ordinaire dans ces conditions favorables, là où le double et même le triple de temps deviendrait nécessaire, lorsqu'on attend pour se soigner qu'il existe déjà une éclosion tuberculeuse manifeste.

Une expérience, déjà assez longue, m'a montré qu'il serait imprudent de laisser retourner les malades trop tôt dans leur pays, pour y passer l'hiver, dans l'année qui suit, par exemple, l'achèvement de la guérison ou de la quasi-guérison qui s'est produite. J'estime, pour mon compte, qu'une année de plus est nécessaire pour que cette guérison se complète, et que c'est dans ce sens qu'on doit conseiller les malades ou les parents qui les entourent. Cette limite assurément peut ne pas être suffisante, dans tous les cas, et l'avenir ne démontrera que trop qu'elle doit être de beaucoup dépassée dans quelques-uns. Mais on s'expose, en ne la fixant pas, à faire perdre aux malades, en totalité ou en partie, le bien qu'ils auraient déjà obtenu, on court les chances de leur imposer une nouvelle prolongation de soins, pour avoir voulu prématurément en abréger la durée. Aussi ai-je coutume de recommander à ceux que je renvoie dans leurs foyers, pour la première fois, de se soumettre à une surveillance médicale des plus attentives, et de ne pas attendre tous les symptômes d'une rechute complète avant de retourner dans le Midi. C'est le seul moyen de les convaincre de la nécessité de se soigner, sans leur faire acheter trop cher cette salutaire conviction.

§ 3. — Avant de rechercher à quel élément particulier tel climat doit ses propriétés curatives ou thérapeutiques dans telle ou telle affection morbide, il est une question préjudicielle qu'on doit résoudre ou qu'on est censé avoir résolue, c'est celle qui a trait à la connaissance des indications à remplir dans le traitement de l'affection morbide en question. Or, il me parait infiniment plus sage et surtout plus facile dans l'étude de phthisiologie dont je m'occupe, de supposer le problème résolu et non d'avoir à le résoudre. Cette supposition, d'ailleurs, est loin d'être gratuite; car les indications que je vais rappeler se trouvent inscrites dans tous les travaux sur la matière.

Or, quelles sont les indications à remplir dans le traitement de la phthisie pulmonaire? En d'autres termes, que faut-il donner à un malheureux atteint ou menacé de cette cruelle affection, pour le débarrasser de son mal? J'ose croire que personne ne me contredira, si je dis qu'il lui faut *de l'air*, *une bonne alimentation et des distractions*; toutes choses assurément qui conviennent à beaucoup d'autres malades et à bien des gens en bonne santé, mais qui sont plus nécessaires encore à un phthisique qu'à tout autre.

Si, au lieu de se borner à remplir, il est vrai, la principale de ses missions, c'est-à-dire à donner à son malade une drogue utile ou réputée telle, le médecin s'attachait toujours, en homme auquel il n'est pas défendu d'être curieux, à rechercher pourquoi cette drogue serait utile ou comment elle l'aurait été, il ne manquerait pas de se demander, sans qu'on y trouvât à redire, comment peuvent agir les divers médicaments qu'on a coutume d'administrer à un phthisique. Si cet examen attentif le conduisait à admettre que tous ces médicaments, lorsqu'ils sont réellement utiles, arrivent en définitive à mieux faire respirer son malade et à rendre sa nutrition plus active, il pourrait se tromper sans doute ; mais une pareille erreur serait assurément dépourvue de toute conséquence fâcheuse.

Mais si, par hasard, il était dans le vrai, il comprendrait qu'un phthisique qui est essoufflé dès le début de son mal parce que son poumon se congestionne, subit un commencement d'asphyxie. Il verrait par là que tout agent capable de décongestionner ce poumon, c'est-à-dire de combattre la fièvre, d'augmenter la force d'impulsion du cœur, tout en diminuant le nombre de ses battements, il verrait que cet agent, qu'il s'appelât arsenic, quinine, créosote ou même ergot de seigle (*horresco referens!*) ne se montre réellement utile qu'en permettant à l'air d'entrer plus librement dans le poumon de ce malade. Il comprendrait dès lors à merveille, en supposant toujours qu'il ne se trompât pas, que l'action d'un bon climat n'a rien de mystérieux, que ce dernier permet simplement à un malheureux menacé de phthisie de puiser sans intermédiaire et en tout temps, dans une atmosphère de choix, tout l'oxygène dont ses organes ont incessamment besoin.

Que faut-il donc, dans cette hypothèse, pour que le but soit rempli à souhait? Il faut que l'air ne soit pas trop sec ; car l'air sec provoque le plus souvent la toux. Il faut qu'il ne soit pas non plus trop humide ; car ce sont les pays les plus humides qui nous envoient le plus de malades. Il faut donc que cet air se trouve, pour ainsi dire, dans un état hygrométrique moyen, qu'il possède une certaine douceur de température, qu'il ne soit pas agité par des courants trop violents, etc., etc., toutes conditions qui le rendent éminemment respirable par une personne frêle et délicate. En un mot, le phthisique, en fait d'air, est un véritable gourmet, et s'il ne dispose pas d'une atmosphère tout à fait à sa convenance, il ne tarde pas à dépérir ; il ne veut pas se laisser vivre dans l'air de tout le monde.

Après la nécessité de respirer, non seulement dans une atmosphère de choix, mais encore de respirer le plus longtemps possible au grand air, il y a pour le phthisique une nécessité non moins grande, c'est celle de prendre une alimentation réparatrice, de veiller à l'accomplissement régulier de tous les actes que comporte une bonne nutrition. Or, une des conditions essentielles de toute bonne nutrition ne consiste-t-elle pas précisément dans la stimulation de l'appétit ? Et quel meilleur excitant pourrait-on trouver, pour ce dernier, que l'exercice en plein air, fréquemment renouvelé et sans fatigue ? On n'avait pas besoin de ce nouvel exemple pour savoir que tous les besoins s'enchaînent dans le corps humain, et que la satisfaction de l'un est ce qui conduit le mieux à la satisfaction de beaucoup d'autres.

Il y a pour le phthisique, ou celui qui est menacé de l'être, une nécessité de plus, nécessité très importante encore, quoique moins impérieuse que les deux premières : cette nécessité consiste non seulement à ne pas s'ennuyer, assertion par trop banale, mais encore à prendre des distractions *douces*, c'est-à-dire *exemptes d'émotions vives*, les seules qui conviennent à son état. Le travail lui-même, cette distraction par excellence des natures vigoureuses ou du moins bien équilibrées, le travail ne lui convient que dans une mesure très restreinte. Tout ce qui exige une contention forte et soutenue de l'esprit (et quel est le travail, même d'agrément, qui n'en exige à certaines heures?) est éminemment contraire à son tempérament frêle et délicat. Or, quelles distractions plus salutaires peut-on rêver pour lui que celles que l'on éprouve à la contemplation des beautés de la nature, distractions dont jamais on ne se lasse et dans lesquelles on oublie les souffrances et les misères sans nombre qui viennent assaillir notre pauvre humanité? Quel plus ravissant spectacle que celui que nous donne la vue des Pyrénées par un soleil resplendissant, ou l'aspect de ces sites enchanteurs et variés que l'on admire à chaque pas dans notre beau pays? S'il est vrai que la plupart des hommes ne peuvent pas bien faire plusieurs choses à la fois, il faut certainement en excepter ces déshérités de la santé qui respirent à pleins poumons un air doux et vivifiant, pendant qu'ils cheminent sans fatigue et exercent leurs forces défaillantes, pendant qu'ils s'épanouissent au soleil, en face des merveilles de la création, aiguisant ainsi, sans s'en douter, l'appétit dont ils sont plus ou moins privés depuis longtemps et qui est le stimulant indispensable de toute bonne digestion ainsi que le régulateur obligé des fonctions nutritives à l'état de santé. Peut-on faire, je le demande, en deux ou trois heures de temps, plus d'excellentes choses à la fois? Et le malade qui les a faites ne peut-il pas se dire chaque soir, à l'exemple de Titus, qu'il a bien rempli sa journée?

Le simple exposé qui précède nous montre à quelles

difficultés on irait se heurter, si on voulait apprécier sûrement, dans les diverses conditions climatériques d'un pays, celle qui jouirait d'une efficacité réelle à l'exclusion des autres. Est-ce l'altitude qui agit? Est-ce l'état hygrométrique de l'air qui est le plus important? Est-ce autre chose encore? Toutes questions fort difficiles qui s'éclairciront peut-être avec le temps, mais dont il serait téméraire aujourd'hui de vouloir donner l'explication. Pour déterminer avec précision la valeur réelle des climats, aussi bien que celle des eaux minérales, il ne saurait donc y avoir actuellement de *criterium* plus sûr que celui qui nous est fourni par l'expérience clinique bien conduite, c'est-à-dire recueillie par des hommes consciencieux et éclairés, la seule, du reste, qui ait quelques chances de durée, parce qu'elle s'édifie avec lenteur et qu'elle cherche à donner les preuves de tout ce qu'elle avance.

S'il est difficile de se prononcer sur l'efficacité absolue ou relative des divers éléments qui entrent dans la constitution d'un climat que l'on a observé avec soin, combien ne l'est-il pas davantage de porter le même jugement sur les climats que l'on ne connaît pas! Comment pouvoir comparer, dès lors, autrement que par une expérience des plus difficiles et des plus longues, l'efficacité relative des divers climats analogues dans la même affection morbide? Que de nuances ne faudrait-il pas connaître pour se livrer avec fruit à une pareille comparaison! Et ces nuances devraient porter non seulement sur les conditions climatériques analogues dans divers pays limitrophes ou éloignés, mais encore sur ces variétés insaisissables des mêmes symptômes qu'on observe sur divers individus.

Qu'une pareille comparaison devienne possible après un temps sans nul doute considérable, il est assurément permis de l'espérer, comme on doit compter sur tant d'autres progrès dans toutes les directions où a coutume de se mouvoir l'activité humaine. Mais, pour être équitable, elle ne peut se faire avec le temps que par des médecins entièrement désintéressés, qui examinent et pèsent avec impartialité tous les renseignements qu'ils auront pu recueillir de la part de leurs confrères ou de celle des malades eux-mêmes. Chacun a non seulement le droit, en attendant, mais il a même le devoir d'établir le bilan pathologique, pour ainsi dire, et même de montrer les avantages de telle ou telle station en particulier ; il ne doit pas hésiter à le faire surtout, si, après une longue et consciencieuse observation, il croit pouvoir les étayer sur des preuves convaincantes. Or, c'est là une besogne assez utile pour qu'il ne soit pas tenu de les comparer avec ceux des autres stations qu'il ne connaît pas suffisamment, pour qu'il ne doive pas s'attacher surtout à jeter gratuitement du discrédit sur telle ou telle d'entre elles qui ne fait en définitive que revendiquer sa place au soleil. Ne vaut-il pas mieux laisser au temps et aux malades le soin de faire justice des ambitions non justifiées ? La simulation, d'ailleurs, ne peut pas se soutenir longtemps pour de mauvais climats qui, désirant passer pour bons, se contenteraient volontiers qu'on les crût sur parole. Il leur faut non seulement montrer leurs priviléges, mais accumuler preuves sur preuves, et c'est là une tâche malaisée, autant pour les climats que pour les hommes.

En attendant que les éléments de cette climatologie

comparée puissent être recueillis et publiés par des hommes autorisés, ce qui n'arrivera certainement que dans un avenir assez lointain, les médecins étrangers se guideront sans doute, comme ils l'ont fait jusqu'à ce jour, sur les différences climatériques les plus saillantes qui peuvent exister entre leur pays et celui de telle station plutôt que de telle autre, pour y diriger une première fois leurs malades. Et cette comparaison doit être aussi complète que possible, c'est-à-dire qu'elle doit porter non seulement sur les divers éléments constituants des climats mis successivement en parallèle avec celui de la contrée habitée par un malade donné, mais encore sur la prééminence des affections morbides qui peuvent régner sous chacun de ces climats. En d'autres termes, si ce malade vient d'un pays sec et où l'atmosphère soit calme, dans lequel prédominent un certain nombre de maladies, il doit être dirigé de préférence vers une station où l'atmosphère soit à la fois plus humide et plus agitée, où ces mêmes maladies s'observent rarement.

Mais, après que le principal intéressé aura pu se rendre compte par lui-même des effets favorables ou fâcheux de ce climat, le médecin appelé à l'aider de ses conseils trouvera, dans ce témoignage irrécusable, un élément aussi sûr que précieux pour le choix de la direction ultérieure à lui donner. Dans quel but, par exemple, conseillerait-il une nouvelle station à un phthisique qui se serait bien trouvé de son séjour plus ou moins prolongé dans une autre station? Ce qui prouve cependant qu'on ne doit pas craindre de rappeler parfois les notions les plus simples, c'est que j'ai déjà vu un certain nombre de malades qui se trouvaient très bien d'une première ou d'une seconde année de séjour dans notre pays et qui, désirant y retourner pour ce motif bien naturel, en étaient pourtant dissuadés par leurs médecins.

Et ici, j'ai à peine besoin de le dire, je ne me place nullement au point de vue de l'intérêt mesquin et exclusif d'une station particulière. J'envisage uniquement l'intérêt du malade, lequel n'exige un changement de traitement qu'autant qu'un premier moyen employé n'aura produit aucun soulagement. Est-ce qu'on s'avise de changer le traitement chez un épileptique dont on a eu le bonheur d'atténuer ou d'éloigner les attaques, en lui administrant le bromure de potassium ? Qu'à défaut d'un choix parfaitement motivé, dont on ne peut pas toujours réunir à son gré toutes les raisons déterminantes, on adopte pour la première fois telle ou telle station de préférence à telle autre, par cela seul qu'on a reconnu ou simplement entendu mentionner l'heureuse influence exercée par la première chez un ou plusieurs malades, rien de plus légitime assurément. Mais que, sans quelque raison urgente, l'on expose un malade qui affirme s'être bien trouvé d'un climat à l'action toujours plus ou moins aléatoire d'un changement de résidence, on quitte ainsi le certain pour l'incertain, on assume même, en certaines circonstances, une responsabilité qui peut devenir bien lourde à supporter.

Il n'en saurait être de même, lorsque le malade lui-même, par un sentiment instinctif ou réfléchi ou même par un simple caprice, est le premier à réclamer un changement de climat sur lequel il fonde de nouvelles espérances. Pourquoi, dans ce cas, à défaut d'une contre-indication formelle dont les motifs sérieux échappent encore à notre jugement, pourquoi ne pas obtempérer au désir du malade? Il doit être permis de choisir entre deux ou trois stations favorables, comme on choisit toujours, entre deux ou trois drogues à peu près équivalentes, celle qui est la moins déplaisante. Je ne dis pas assurément qu'il faille toujours et quand même céder au désir exprimé par le malade, qu'on ne doive pas s'attacher surtout à en pénétrer avec soin les raisons véritables, raisons auxquelles des considérations de santé pourraient bien être étrangères et qui ne serviraient que de prétexte. Mais, s'il est bien démontré, ce qui n'est d'ordinaire que trop facile à vérifier, que le mal, dont il était atteint en arrivant, n'a pas subi, en raison du temps écoulé, une amélioration bien prononcée, pourquoi ne pas laisser à ce malade l'espoir de guérir plus vite, en changeant de station? N'y a-t-il pas même parfois, dans une pareille disposition morale, une première garantie de succès dont le médecin lui-même doive tenir grand compte dans l'intérêt de son malade?

Un tel mode de direction comporte sans nul doute un certain arbitraire; mais il s'agit du moins d'un arbitraire réglé et non déguisé, lequel est de beaucoup préférable à une distinction impossible à faire actuellement entre les propriétés curatives de divers climats analogues dans telle ou telle forme de la même affection morbide. Ce n'est pas à dire qu'il n'existe des différences entre ces divers climats, nuances qu'il ne faille s'attacher à faire ressortir par une observation persévérante. Mais, tout en reconnaissant qu'il est très légitime de se guider sur de simples présomptions quand on ne peut pas avoir de certitude, je crois fermement qu'on ne doit donner ou accepter de pareils jugements qu'avec une extrême réserve, en raison des difficultés qu'il y a à établir, sur des données encore incomplètes et trop peu précises, une classification des diverses stations hivernales.

Je n'en veux pour preuve que l'opinion tout au moins incomplète, sinon erronée, qui a cours sur le mode d'action ou plutôt sur la caractéristique de notre climat.

On peut voir, en effet, dans le travail si utile d'ailleurs et si consciencieux de M. de Valcourt, sur la *Climatologie des stations hivernales du midi de la France* (1), que le climat de Pau est considéré comme *sédatif*, et qu'il l'est principalement en raison du calme de l'atmosphère qu'on y observe, tandis que le climat des diverses stations hivernales du littoral de la Méditerranée est regardé comme *tonique et plus ou moins excitant*. Oui, sans doute, notre climat est réellement *sédatif*, en ce sens que la fièvre plus ou moins accentuée qui accompagne la phthisie à toutes ses périodes, que la fièvre initiale du mal en particulier ne tarde pas à y subir d'ordinaire une décroissance marquée, et j'en ai vu, pour ma part, un grand nombre d'exemples très frappants. Mais, ce même climat est *excitant* pour un certain nombre de personnes bien portantes, chez lesquelles se développe parfois une exagération de la sensibilité générale sous forme de névralgies, et ces dernières ne doivent pas être considérées, à mon sens, comme étant de nature rhumatismale. Pourquoi

(1) P. 181 et suiv. Paris, 1865.

est-il *sédatif* dans le premier cas et *excitant* dans l'autre? Parce que les malades atteints ou menacés de phthisie ne sortent qu'à une certaine heure de la journée, au moment où la température est le plus élevée, et que les personnes bien portantes sortent à toute heure et par tous les temps, s'exposent à toutes les variations atmosphériques et peuvent subir de la sorte une certaine excitation de la sensibilité générale.

On voit donc, par là, que le même climat peut se montrer simultanément *sédatif* et *excitant*, suivant les cas. Mais rien ne prouve que la sédation en question provienne du calme de l'atmosphère plutôt que de toute autre condition atmosphérique. On ne peut qu'indiquer cette sédation et l'attribuer, pour le moment, à l'ensemble des éléments climatériques et non à l'un d'eux exclusivement.

Je crois pouvoir indiquer, d'autre part, quelques considérations qui tendent à prouver que notre climat jouit au moins d'un genre particulier de tonicité. Car, l'un des effets les plus remarquables (je ne dirai pas toujours très appréciables) qu'il exerce sur l'organisme sain ou malade consiste dans la diminution du nombre des battements du cœur. Cet effet est des plus réels, quoiqu'il ne devienne bien apparent que chez un certain nombre de malades : il a été signalé par M. Taylor et par M. de Valcourt lui-même.

« Nos observations nous ont aussi démontré, dit le « premier de ces médecins (1), *que le climat exerce une « action analogue sur le pouls des étrangers après quel- « que temps de séjour. Le pouls des personnes qui jouis-*

(1) Loc. cit., p. 114.

« *sent d'une bonne santé est réduit de plusieurs pulsa-* « *tions d'une manière permanente*; et en même temps « que les symptômes des malades s'améliorent, leur « pouls devient moins fréquent et plus normal. » — « Quant aux étrangers arrivant de climats plus rigou- « reux, dit de son côté M. de Valcourt (1), leur tem- « pérament se modifie au bout de peu de temps, leur « irritabilité nerveuse diminue ; *le pouls se ralentit de* « *plusieurs pulsations, et d'une manière persévérante.* » Quelquefois, cet effet est des plus rapides et, pour ainsi dire, instantané. J'ai connu le fils d'un médecin très renommé de la province, homme très observateur et qui venait souvent à Pau sans être malade, lequel m'a affirmé que *dès le lendemain du jour de son arrivée dans notre ville*, il constatait chez lui *huit et quelquefois douze pulsations de moins*, et l'effet inverse se produisait dès qu'il retournait dans son pays, c'est-à-dire en Touraine.

Or, que prouve cette diminution du nombre de pulsations artérielles? Elle prouve, d'après la loi si bien établie par M. Marcy, que la tension artérielle a augmenté et que le cœur, par conséquent, tout en ayant des battements moins fréquents, doit déployer plus de force pour triompher de la résistance qu'il doit vaincre. « *La fréquence du pouls*, dit ce savant physiologiste (2), *est en raison inverse de la* « *tension artérielle.* » Or, de toutes les façons, que l'on attribue ce surcroît de tension à une énergie initiale plus grande du cœur lui-même ou des petites artères, il n'en est

(1) Loc. cit., p. 59.

(2) Physiolog. médicale de la circul. du sang, p. 209. Paris, 1863.

pas moins vrai qu'il résulte toujours d'une énergie plus grande des fibres musculaires de l'un ou de l'autre de ces organes circulatoires et probablement des deux. Or, ne pourrait-on pas trouver là le type de ce qu'on appelle et de ce qu'on peut encore appeler à la rigueur *la tonicité*? Où, quand et comment cette propriété physiologique générale, dont on a tant abusé, en l'appliquant indistinctement à tous les tissus, apparaîtrait-elle avec plus d'évidence? Quand existera-t-elle sûrement et à quels caractères la reconnaîtra-t-on, si elle doit être révoquée en doute, lorsque le cœur et les vaisseaux ont acquis plus de force contractile et que la nutrition est devenue plus active dans tous les organes? Ne sait-on pas, en effet, qu'un phthisique ne tarde pas à amasser de l'embonpoint et des forces, dès que sa circulation se rapproche du type normal, ou, en d'autres termes, dès que sa fièvre a subi une décroissance suffisante? Comment s'y est-on pris enfin, pour discerner dans d'autres pays et non dans le nôtre cette influence climatérique qu'on désigne, un peu trop vaguement peut-être, sous le non *d'action tonique* ou de *tonicité*?

Ce simple fait d'observation, interprété selon les données fournies par la physiologie expérimentale, nous révèle donc un genre de *tonicité* incontestable appartenant à notre climat, et si nous avons cherché à mettre cette conclusion en relief, ce n'est pas pour nous donner la vaine satisfaction d'ajouter une qualité de plus à toutes celles qu'on accorde à notre station, ni pour en dépouiller celles qui en seraient pourvues comme la nôtre. Nous dirons même plus : nous n'avons nullement la prétention de donner au jugement qui précède une rigueur qu'il ne comporte pas, ou qu'un simple aperçu, si vraisemblable qu'il puisse être, ne suffit pas du moins à établir. Notre but a été de montrer uniquement qu'il est impossible actuellement de signaler, d'un mot, la caractéristique d'un climat et que les influences exercées par ce dernier ne peuvent nous être sûrement révélées que par une longue observation clinique, la seule connaissance des diverses conditions climatériques du pays ne nous apprenant rien de positif à cet égard.

Cette *tonicité*, propre à notre climat, a été signalée, d'ailleurs, par un médecin distingué du royaume de Hanövre, qui a passé plusieurs hivers parmi nous et a consigné dans une excellente brochure diverses observations médicales qu'il lui a été donné de faire durant son séjour dans notre ville : « Pau, dit M. Fr. Schaer (1), « par les qualités distinctives de son climat, appar« tient, comme je l'ai déjà mentionné, à la classe des « climats qui calment l'organisme, qui exerçent sur « lui une action sédative. Mais comme on peut y « acquérir un accroissement de force, je crois aussi « qu'en vertu de sa situation particulière et de certains « éléments qu'elle communique à son atmosphère, « cette ville possède en même temps des qualités pro« pres qui peuvent contribuer à fortifier et à guérir les « organes maladifs ; je considérerais donc le climat de « Pau comme *calmant et fortifiant* l'organisme. »

On voit, par cet exemple, que s'il faut partout et toujours se tenir en garde contre les jugements trop hâtifs, une pareille prudence devient encore plus né-

(1) Essai climatologique sur Pau, p. 9. Traduit de l'allemand, Pau, 1866. Lafon, édit.

cessaire dans les études de climatologie générale, où les éléments complets d'une comparaison exacte et minutieuse nous font encore trop souvent défaut. Car, des erreurs pareilles à celles que je viens de signaler ne manqueraient pas sans doute d'échapper aux observateurs les plus éclairés et les plus consciencieux, s'ils avaient trop de hâte de porter sur d'autres climats un jugement définitif, lequel, pour être empreint de toute la maturité désirable, exige le concours du temps et de beaucoup d'hommes sûrs et impartiaux.

Telles sont les principales réflexions que m'a révélées l'étude de l'influence exercée par notre climat sur la marche de la phthisie pulmonaire. Tout incomplètes qu'elles sont, j'espère qu'elles ne seront pas absolument dénuées d'utilité, en ce sens du moins qu'elles appelleront l'attention des médecins sur un grand nombre de lacunes que nous révèle l'examen attentif de cette question importante et difficile.

III. — J'arrive maintenant aux AFFECTIONS DE L'APPAREIL CIRCULATOIRE dont je ne dirai que peu de mots. Du côté du *cœur*, je mentionnerai la rareté de *l'endo-péricardite* qui est elle-même en rapport avec le peu de fréquence du *rhumatisme* dans notre pays. Comment concilier cette assertion, que je crois très vraie, avec l'opinion diamétralement opposée qui prédomine parmi les habitants du pays, à savoir que le rhumatisme y serait au contraire très fréquent? C'est qu'on appelle généralement de ce nom les douleurs névralgiques qu'on observe assez souvent chez les personnes bien portantes, sous l'influence de variations atmosphériques parfois assez subites et assez marquées. Si l'on veut désigner de la sorte toutes les affections dites *a frigore*, ces douleurs névralgiques seraient bien alors des *rhumatismes*. Mais ce dernier nom nous paraît devoir être réservé plus particulièrement à cette inflammation toute spéciale, qui, sous l'action prolongée d'un froid humide, s'empare des séreuses articulaires et de quelques autres séreuses plus étendues. M. le professeur Jaccoud a le soin d'établir la même distinction quand il dit (1) : « Quelques auteurs, je le « sais, le savant Eisenmann entre autres, ont suivi une « voie différente; ils qualifient de *rhumatismal* tout « phénomène morbide né sous l'influence du froid, de « sorte que pour nous en tenir à notre sujet, paraplé- « gie *a frigore* et paraplégie rhumatismale sont pour « eux deux synonymes parfaits. Je ne puis pour ma « part accepter cette interprétation. . . . .

« . . . .

« Il y a là un abus de mots, pour ne pas dire une er- « reur médicale. Qu'une paraplégie prenne naissance « dans le cours ou à la suite d'un rhumatisme, qu'elle « précède les manifestations ordinaires de l'affection, « comme on le voit parfois pour l'endocardite, qu'elle « se développe enfin chez un individu qui n'éprouve « pas en ce moment même les accidents caractéristiques « de la maladie, mais qui en raison de ses antécédents « individuels ou héréditaires peut être qualifié de « rhumatismal; alors j'appellerai volontiers cette pa- « raplégie, rhumatismale, mais je me résoudrai diffi- « cilement à aller au delà, car en bonne conscience, « pour constituer un phénomène rhumatismal il faut « avant tout un rhumatisme. »

(1) Les paraplégies et l'ataxie du mouvement, p. 340. Paris, 1864.

Or, le rhumatisme ainsi compris, le rhumatisme articulaire, le vrai rhumatisme classique, en un mot, est chose rare dans notre pays, et j'ai quelquefois passé plus de deux ans sans en observer un seul cas.

Cette particularité s'explique d'ailleurs à merveille si l'on veut bien se rappeler ce que j'ai déjà dit sur le faible degré d'humidité dont l'atmosphère se trouve imprégnée dans notre pays. Car tout le monde sait que c'est surtout sous l'influence du froid humide que se développe le rhumatisme articulaire aigu.

IV. — J'arrive aux fièvres de diverse nature que j'ai observées dans notre contrée.

1° Après les longues et laborieuses recherches auxquelles je me suis livré sur les fièvres intermittentes et autres formes que revêt parfois l'intoxication palustre, recherches que j'ai fait connaître, dans des publications antérieures, je ne crois pas devoir reproduire les assertions que j'ai déjà émises à ce sujet et dans la croyance desquelles l'expérience ultérieure n'a fait que me confirmer. Je me bornerai à dire que, depuis une douzaine d'années, époque à laquelle j'ai publié mon travail sur l'*Impaludisme*, les fièvres me paraissent avoir notablement diminué de fréquence dans notre pays et que les cas graves y deviennent en même temps de plus en plus rares.

Ce changement tient pour une bonne part à ce qu'une étendue déjà assez grande des landes qui avoisinaient notre ville ont été mises en culture. Mais il tient également à ce que la quinine, loin d'y être considérée comme un épouvantail, y est au contraire accueillie avec faveur par les malades, et administrée avec confiance ou du moins sans parcimonie par la plupart des médecins, parmi lesquels a fini par se faire un accord unanime sur cette question importante. Il a fallu, pour en venir là, le concours spontané et résolu d'un certain nombre de confrères autorisés ; car, sans eux, l'utopie ou la simple théorie de la veille ne serait jamais devenue la pratique courante du lendemain. Cet exemple prouve, une fois de plus, qu'une lutte incessante vient à bout des plus forts préjugés, et que le ridicule dont on cherche à couvrir si souvent les progrès obtenus après bien des efforts, ne saurait rejaillir sur ceux qui en ont été injustement l'objet. Il fait voir en outre qu'un *bon* agent thérapeutique, reconnu tel après une étude consciencieuse et par des médecins éclairés, que cet agent, qu'il s'appelle *quinine ou de tout autre nom*, peut défier la malignité des hommes et reste toujours *bon*, quelque peu favorable que puisse être l'opinion qu'on en a conçue *a priori*.

Sans vouloir insister davantage sur cette question, je crois devoir énoncer une donnée générale qui m'a beaucoup servi dans la pratique et qui m'a été révélée par une longue observation. Ayant remarqué, en effet, combien les *cas à quinine* (je ne dis pas les fièvres intermittentes simplement) étaient fréquents dans toute notre contrée, j'étais arrivé peu à peu à cette conviction, c'est *qu'en donnant indistinctement de la quinine à tous ses malades, on ne se tromperait que deux fois sur dix* et vice versa. Sans prétendre assurément que cette donnée générale puisse le moins du monde dispenser le médecin d'établir le diagnostic, dans chaque cas, *avec le plus grand soin*, je dis et je sais par expérience qu'elle peut être au moins d'une grande utilité dans les cas douteux.

Il m'est arrivé bien des fois, en me guidant sur ce simple fait expérimental, de prescrire de la quinine avec succès à des malades éloignés sur lesquels je ne savais qu'une chose, c'est que leur mal avait donné lieu à des interprétations diverses et avait résisté aux médications les plus rationnelles en apparence. C'est par ce procédé facile et dont je ne crains pas de divulguer le secret, que j'ai pu en guérir un grand nombre, sans les voir, alors que des médecins habiles et consciencieux qui les avaient suivis de près leur avaient prodigué, sans résultat appréciable, les ressources les plus variées de la thérapeutique.

On se tromperait fort si l'on croyait que je veuille, en m'exprimant de la sorte, céder aux suggestions d'une stérile vanité et me faire valoir aux dépens de confrères expérimentés dont personne plus que moi n'honore le caractère et le savoir. Car voici ce qui m'est arrivé à moi-même, il y a quelques années, à l'époque où j'étais médecin du chemin de fer du Midi, dans notre ville.

Observation. — On me fait appeler pour la femme d'un cantonnier qu'on me dit être bien malade et, quoique j'eusse appris par expérience que la plupart des malades disséminés entre les limites de mon parcours fussent atteints de fièvres palustres apparentes ou larvées, je ne pouvais pas instituer un traitement à distance, dans un cas obscur et menaçant, sinon dangereux, comme celui qu'on me dépeignait. Je me rends donc près de la malade et je constate une parésie très marquée des membres inférieurs, survenue sans fièvre, depuis quelques jours et n'ayant été précédée ni de refroidissement, ni de traumatisme, ni de toute autre cause appréciable. Jugeant, d'après ces symptômes et quelques autres qu'il me paraît inutile d'énumérer en détails, qu'il s'agit d'une affection médullaire commençante sans qu'il me soit possible d'en préciser l'origine et la nature, je porte un pronostic grave et j'institue un traitement révulsif local ainsi qu'une médication interne par l'iodure de potassium.

Quelques jours plus tard, on vient me trouver de nouveau en me disant que le mal avait paru s'aggraver notablement, ce qui ne m'étonne guère, et l'on me demande d'aller revoir cette malade. Me trouvant dans l'impossibilité de me rendre à cet appel, en raison d'une courte absence que je devais faire, l'idée me vient de me guider, pour ce cas, sur cette donnée générale dont je viens de parler et qui m'avait tant de fois réussi. Je prescris donc de la quinine à distance, en attendant que je puisse aller revoir notre malade dans le cas où aucun changement ne se serait produit dans son état. Mais, après quatre jours de traitement par la quinine, à 0,75 cgr. par jour seulement, j'apprends qu'elle a pu déjà recouvrer en partie l'usage des membres inférieurs et qu'en même temps son état général avait subi une amélioration des plus notables. Or, la guérison complète s'est effectuée en moins de quinze jours à la suite de l'administration prolongée de doses très ordinaires du même médicament.

Ainsi, voilà une malade que j'ai examinée avec le plus grand soin, chez laquelle je ne trouve aucune indication à donner de la quinine et que j'ai guérie plus tard, sans nouvel examen, en instituant chez elle une sorte de traitement explorateur, le même qui m'avait permis de dévoiler la nature du mal, dans une foule d'affections paludiques mal caractérisées, c'est-à-dire dépourvues de fièvre et d'intermittence. On juger par cet exemple, de l'importance pratique qu'il convient d'accorder à la simple donnée générale que j'énonçais un peu plus haut et qui prouve combien il est utile de s'informer avec soin des maladies régnantes d'une contrée pour être à même de prévenir, dans bien des cas, cette lenteur et cette indécision qui peuvent porter la plus grave atteinte à l'intérêt des malades.

2° Je n'ai que peu de chose à dire de la FIÈVRE TYPHOIDE dont j'ai étudié avec soin, dans un autre travail, la physiologie pathologique et le traitement. Quoique je ne puisse pas fournir sur cette pyrexie une statistique complète et rigoureuse, il m'a semblé qu'elle était à la fois plus fréquente et plus grave, d'une manière générale, chez les jeunes-filles de 15 à 20 ans que chez les garçons d'un âge correspondant. Si cette particularité est exacte, à quoi pourrait-elle tenir? S'observe-t-elle de même dans d'autres pays? Ce sont là des questions auxquelles il me serait impossible de répondre avec quelque précision. — Ce que je puis affirmer, c'est que s'il existe un danger de contagion, pour cette affection, ce danger doit être extrêmement minime dans notre pays; car je ne connais aucun fait qui établisse cette contagion d'une manière indubitable.

Il est même une remarque que je dois signaler, parce qu'elle m'a frappé bien des fois, et qui prouve bien l'absence à peu près complète de contagion : elle se rapporte à ce fait que la fièvre typhoïde ne se montre jamais simultanément ou à de courts intervalles de temps, parmi les habitants de la ville et parmi les militaires admis dans les salles de l'hôpital civil. Je puis dire du moins que je n'ai pas observé une seule fois cette coïncidence pendant une période de douze ans. On n'en doit pas moins se comporter dans la pratique comme si cette contagion existait réellement, et je n'ai pas cru devoir me dispenser pour ma part de prendre toutes les précautions propres à prévenir l'extension du mal dans chaque cas.

Les fièvres typhoïdes qui se développent en ville

sont généralement peu fréquentes et je ne les ai vues assez nombreuses pour constituer une petite épidémie qu'une seule année en vingt ans : c'était au printemps de 1874. Elles me semblent surtout devenir excessivement rares, depuis qu'on a commencé à établir le système d'égouts qui doit parcourir toutes nos rues et dont l'exécution est aujourd'hui très avancée. Je n'ai observé, en effet, que *deux cas depuis près de trois ans*.

Lorsque cette canalisation sera complète et que l'on veillera par l'application d'une réglementation sérieuse, comme je sais qu'on a la ferme intention de le faire, à ce que l'eau, quelles qu'en soient d'ailleurs les diverses provenances, puisse être et soit réellement déversée partout en très grande abondance, depuis les tuyaux de chute des latrines jusqu'aux collecteurs principaux et secondaires, un pareil travail fera le plus grand honneur à notre administration municipale tout entière et notamment à M. Lacoste, adjoint, qui en a été le principal promoteur et en a démontré tous les avantages dans un remarquable rapport présenté au conseil départemental d'hygiène. Notre ville sera ainsi une des premières en France à appliquer ce système d'égouts *complets* que Paris ne possède pas encore et qui a déjà reçu la consécration de l'expérience, tant en Belgique qu'en Angleterre, au grand avantage de l'hygiène et de la salubrité des grandes villes. Ces égouts sont, en effet, destinés non seulement à charrier les eaux pluviales et toutes les immondices de la rue, mais encore à déverser les matières fécales dans les cours d'eaux avoisinants, avant toute fermentation de ces matières. Ils peuvent même permettre d'utiliser un jour ces dernières pour l'agriculture, problème dont la réalisation pratique dans toutes les villes importantes accroîtrait aussi bien la prospérité générale qu'elle répondrait à un intérêt hygiénique de premier ordre.

Si l'on veut tenir compte surtout des facilités d'écoulement que doivent donner dans notre ville les fortes inclinaisons du sol vers le ravin du Hédas, servant de collecteur principal, il est permis d'affirmer que la libre et rapide circulation des matières sera partout facilement assurée par des chasses d'eau fréquentes et régulières. Car, déjà, dans les sections d'égouts qui fonctionnent, les eaux pluviales seules, comme on a pu s'en assurer, suffisent à amener le nettoiement complet des canaux qu'elles traversent. On peut donc prédire, sans crainte de se tromper, qu'avant longtemps, deux années tout au plus, la fièvre typhoïde ne trouvera plus à germer parmi nous ; car on sait, par ce qui a été observé dans plusieurs grandes villes d'Angleterre, qu'elle disparaît sûrement là où un bon système d'égouts s'oppose à la stagnation et à l'infiltration des matières fécales dans le sol.

Mais il est une autre particularité digne d'intérêt que je crois devoir mentionner et que je n'ai pas été le premier à signaler ; car presque tous les chirurgiens militaires qui se sont succédé dans notre ville en ont fait la remarque avant moi. Elle consiste en ce que l'encombrement trop grand auquel on soumet les jeunes militaires dans notre caserne, dans des circonstances heureusement très rares, peut faire développer parmi eux des fièvres typhoïdes plus ou moins graves. Eh bien, même dans ces cas, on peut voir que le danger de contagion est à peu près nul, car je n'ai jamais observé simultanément les mêmes fièvres chez les malades de la ville et chez les militaires. Il suffirait sans doute de rappeler ce fait avec insistance à l'autorité militaire, pour empêcher à tout jamais le retour même éloigné de ces affections typhoïdes ou typhiques parmi les soldats de notre garnison. Mais on s'explique difficilement comment on ait eu l'idée de donner à notre caserne un étage de plus, alors qu'elle avait déjà un étage de trop. A coup sûr, ceux qui l'ont eue et l'ont réalisée ne se sont guère inspirés des exigences de l'hygiène. Mais aujourd'hui qu'on apprécie plus que jamais, et dans les questions militaires notamment, l'intervention opportune de cette science bienfaisante, il est permis d'espérer qu'on saura tôt ou tard approprier une partie de ce vaste bâtiment à la création de magasins ou à tout autre service utile, sans qu'on cesse pour cela de le consacrer dans son ensemble à sa destination première, dans une limite qui ne soit jamais excessive. Car une caserne doit servir à loger simplement et non à entasser des militaires.

3° Quant aux FIÈVRES ÉRUPTIVES (1), elles revêtent en général, dans notre pays, une bénignité des plus remarquables, quoique j'aie vu toutes sortes d'imprudences commises par les malades. C'est ainsi que, dans vingt ans de pratique, je n'ai observé que *deux cas de mort* due à la ROUGEOLE. Dans le premier cas, il s'agissait d'un enfant de 18 mois, qui a succombé à

(1) J'en excepte la variole, qui m'a paru avoir ici la même gravité moyenne et la même inégalité d'allures qu'elle revêt partout. J'en ai vu d'ailleurs un très petit nombre de cas, parce que j'ai toujours eu le soin de pratiquer des vaccinations préventives dans ma clientèle, dès que j'avais connaissance de l'apparition du moindre cas de variole dans notre ressort médical.

des convulsions survenues au moment où l'éruption commençait à paraître. Dans le second, j'avais affaire à un adulte d'une trentaine d'années, chez lequel tout semblait devoir se passer à merveille, lorsqu'il a commis la grave imprudence de se lever de son lit au moment où il était tout couvert d'éruption. Il a succombé, le jour même, presque subitement, aux suites d'une double congestion des poumons et du cerveau.

J'ai observé trois épidémies de SCARLATINE en vingt ans. Or, durant ces trois épidémies, qui ont donné lieu au développement de cas assez nombreux, je n'ai eu à déplorer, en tout, que la *mort de trois malades :* deux d'entre eux ont succombé à des accidents cérébraux et le troisième à cette forme de croup secondaire que divers auteurs, et Graves (1) entre autres, ont signalée dans le cours de la scarlatine. Malgré cette bénignité, je n'en prends pas moins les plus grandes précautions, soit pour éviter la contagion, soit pour soustraire les malades au danger toujours possible dans une fièvre éruptive aussi insidieuse. Mais j'en observé un très grand nombre qui ne se sont pour ainsi dire pas soignés, qui se sont exposés très vite à l'air et ont commis bien d'autres imprudences, sans jamais présenter la moindre complication sérieuse.

D'un autre côté, j'ai constamment remarqué la même atténuation, si je puis ainsi dire, dans les caractères apparents de l'éruption des pustules à la suite des VACCINATIONS. C'est ainsi que, le plus souvent, la fièvre qui accompagne l'apparition ou la maturation

(1) Leçons de clin. méd., t. I, p. 414. Traduction de Jaccoud. Paris, 1862.

des pustules est à peu près nulle ou insignifiante. D'autre part, l'auréole inflammatoire qui accompagne ces dernières manque presque toujours quand on emploie du vaccin humain. A une certaine époque, j'ai fait comparativement un assez grand nombre de vaccinations avec du vaccin pris sur des génisses que j'avais inoculées moi-même. Or, même dans les cas où je me suis servi de ce vaccin sur des enfants n'ayant jamais été inoculés, l'auréole inflammatoire a été des plus faibles et a manqué même très souvent aux alentours des pustules. Je n'ai jamais enfin observé un seul cas de phlegmon ou d'abcès à la suite des nombreuses inoculations vaccinales que j'ai pratiquées. Malgré l'atténuation que je signale du côté des phénomènes inflammatoires consécutifs à cette petite opération, je n'ai pas remarqué que la puissance et la durée préservatrices du virus fussent moindres ici que partout ailleurs.

Je ne dirai ici que quelques mots de la VARICELLE, dont j'ai observé un très grand nombre d'exemples chez les enfants et qui est d'ailleurs également bénigne partout ailleurs que dans notre pays. Mais j'ai entendu commettre bien souvent, à l'occasion de cette fièvre éruptive, cette erreur d'interprétation sur laquelle a tant insisté Trousseau (1) et qui consiste à confondre la varicelle avec la petite vérole volante. Aucun médecin instruit n'ignore aujourd'hui qu'il y a entre ces deux fièvres éruptives une différence de nature et qu'elles ne peuvent jamais subir de transforma-

(1) Clin. méd. de l'Hôtel-Dieu de Paris, t. I, p. 130. Paris, 1861.

tion de l'une à l'autre. Or, quoique les deux soient contagieuses et exigent, par là même, qu'on prescrive certaines précautions, il n'est pas indifférent de savoir que jamais la varicelle, en se communiquant, ne peut donner lieu au développement de la variole; car cette simple connaissance suffit à dissiper bien des alarmes parmi les personnes étrangères à la médecine, qu'une grossière similitude de symptômes peut induire et induit souvent en erreur.

4° *Fièvres infectieuses.* — La même bénignité que j'ai signalée pour les fièvres éruptives s'observe également pour l'ÉRYSIPÈLE dans notre pays. Durant tout le cours de ma pratique, j'en ai observé un très grand nombre, notamment à la face, et je n'ai pas VU UNE SEULE FOIS cette affection déterminer la mort. J'ai vu deux fois, à quatorze ans de distance, le même malade être pris de symptômes de méningite, à la suite d'un érysipèle de la face, et les deux fois, la guérison complète s'est effectuée, quoique les accidents observés aient été chaque fois très effrayants. Dans une autre circonstance, j'ai vu l'érysipèle succéder à une amputation du bras chez un sujet des plus faibles et parcourir tout le corps, et cependant, même dans ce cas, il n'est pas parvenu à entraîner la mort. Je n'ai pas observé enfin un seul cas qui me prouve que cette affection puisse être contagieuse dans notre pays. On voit donc, par ce nouvel exemple, combien le pronostic de la même maladie doit varier suivant les contrées où elle s'observe. Quel est le médecin qui n'a pas été douloureusement frappé en voyant si souvent, dans les grands hôpitaux, certaines formes d'érysipèle se communiquer aux personnes préposées aux soins des malades et revêtir chez les uns et les autres la même gravité foudroyante ?

Or, rien de pareil n'a jamais été vu dans notre pays où l'INFECTION PURULENTE, consécutive aux opérations, est également inconnue. Dans les premières années de ma pratique, j'ai fait un assez grand nombre d'opérations graves ou soigné bien des traumatismes, sans avoir observé une seule fois cette grave complication des plaies. Aussi, n'est-ce jamais, chez nous, qu'auraient pu être inventés ces pansements destructeurs des miasmes morbides qui doivent être fort utiles, sans nul doute, dans bien des pays et notamment dans les grands centres de population, mais qui passeraient à bon droit pour un luxe inutile dans le nôtre. Il serait intéressant pour ceux qui se sont voués à cette étude difficile d'examiner comparativement les microbes de l'air dans l'un et l'autre des deux pays, si différents eu égard au genre de salubrité en question.

Je dois signaler également la rareté excessive du phlegmon diffus auquel il faut sans doute un milieu favorable pour se développer ; car je n'en ai pas vu un seul exemple depuis que j'exerce à Pau. J'ai bien rencontré, de loin en loin, quelques cas d'inflammation phlegmoneuse des membres ou d'autres régions dangereuses, telles que le cou, par exemple. Mais j'ai toujours été frappé de la lenteur avec laquelle ces inflammations phlegmoneuses se propagent dans les gaines aponévrotiques où elles ont pris naissance, ainsi que de la grande tendance qu'elles ont à se limiter et à respecter les gaines avoisinantes.

Je n'ai pas observé davantage, durant vingt années

de pratique, un seul cas de FIÈVRE PUERPÉRALE, pas plus en ville qu'à la Maternité, dont je suis directeur depuis quinze ans. Tous les médecins savent, d'ailleurs, que toutes ces fièvres infectieuses, *infection purulente*, *érysipèles graves et fièvres puerpérales*, marchent généralement de front, et s'observent simultanément dans les hôpitaux des grandes villes. Il n'est donc pas étonnant que toutes fassent défaut dans le même pays.

Telles sont les remarques que j'ai pu faire et qui m'ont paru dignes d'être signalées sur les différences que peut imprimer notre climat aux diverses affections morbides qui s'y observent. Je les soumets avec confiance au contrôle de mes confrères du pays ou étrangers, non pas que je prétende ne m'être jamais trompé, mais parce que je les ai faites en toute conscience et après mûre réflexion, et que je crois avoir ainsi acquis quelques droits à l'indulgence des uns et des autres.

CONCLUSIONS.

1° Parmi les principales affections morbides infectieuses, telles que la diphthérite, l'érysipèle, l'infection purulente, etc., etc., les unes sont très rares dans notre pays et les autres y font même complètement défaut ;

2° Quand elles existent, elles ne revêtent jamais le caractère de malignité qu'elles acquièrent parfois dans d'autres pays, dans les pays humides en particulier ;

3° Elles y sont en général extrêmement peu contagieuses ;

4° La plupart des fièvres éruptives y sont d'une bénignité remarquable ;

5° Les affections morbides qui dominent dans notre pays dépendent de l'impaludisme, et elles tendent à diminuer et à s'atténuer de jour en jour ;

6° Celles qui sont engendrées par le froid humide, telles que le rhumatisme, la phthisie pulmonaire, etc., s'y observent rarement ;

7° C'est à cette dernière propriété climatérique que la ville de Pau doit sa réputation de station hivernale ;

8° L'action bienfaisante de notre climat sur la marche de la phthisie pulmonaire ressort principalement de la rareté de la phthisie parmi les habitants du pays, ainsi que de l'amélioration qu'un séjour plus ou moins long sous notre climat amène constamment, chez certains malades encore peu gravement atteints, après plusieurs recrudescences successives contractées dans d'autres pays ;

9° Cette heureuse influence qui se fait sentir d'ordinaire à toutes les périodes du mal, si ce n'est dans les formes *très graves*, ne devient bien évidente qu'au début, à la période congestive ;

10° Elle ne saurait actuellement être rapportée à tel ou tel élément climatérique et paraît dépendre des qualités d'ensemble d'un air rendu plus respirable et favorisant par là-même l'oxygénation du sang ;

11° L'expérience clinique bien dirigée est ce qui doit le mieux servir à déterminer la valeur réelle d'un climat ;

12° C'est donc d'après l'effet produit sur les malades qu'on doit conseiller, suivant les cas, soit une prolongation de séjour dans la même station, soit un changement de résidence hivernale ;

13° Quant au choix de la station à établir pour la première fois, on doit se guider sur la comparaison des divers éléments climatériques du pays du malade, d'avec ceux de telle ou telle station qui en diffèrent le plus ;

14° Les données de climatologie médicale sont encore trop incomplètes et trop peu précises pour qu'on puisse et doive tenter de faire une classification utile des diverses stations hivernales;

15° Le climat de Pau, qui est réputé être exclusivement *sédatif*, est également *tonique*, et de semblables erreurs d'appréciation ont pu être ou pourraient être commises pour d'autres climats ayant entre eux une certaine analogie.

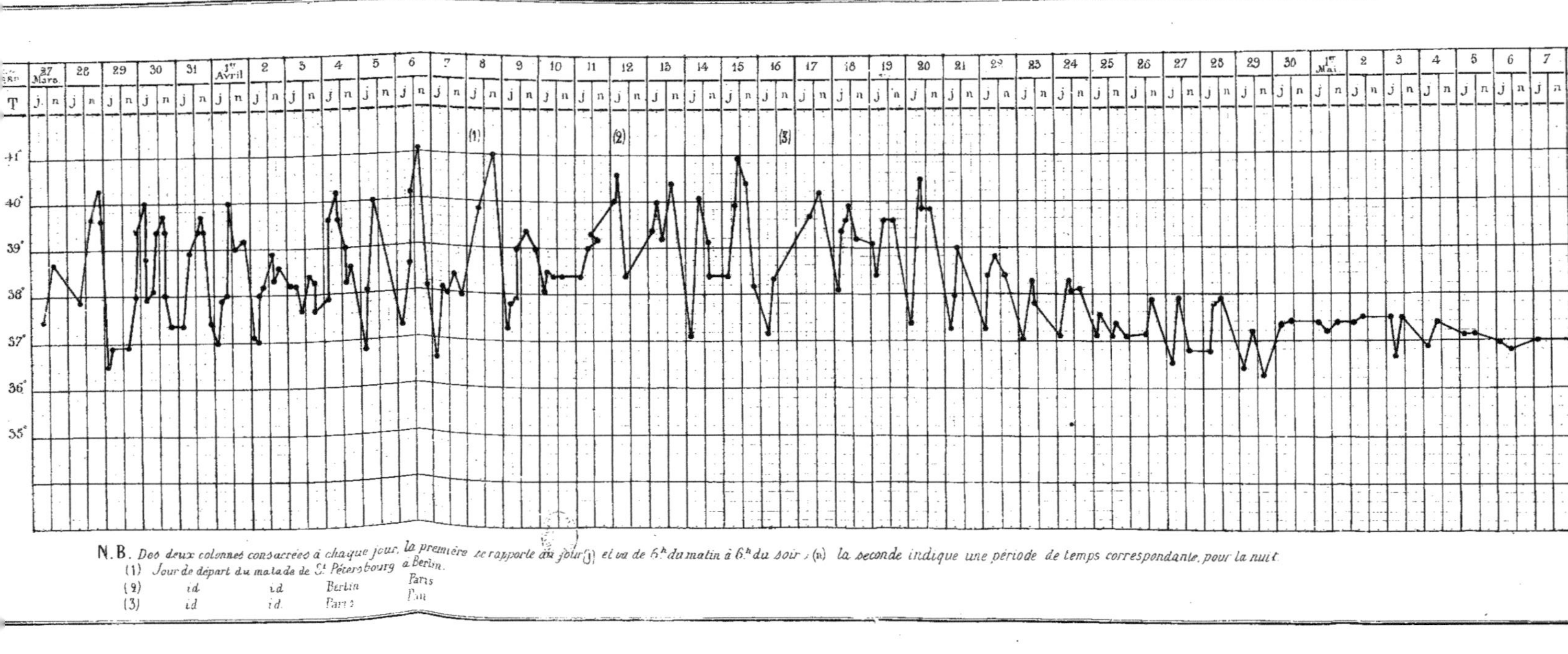

N. B. *Des deux colonnes consacrées à chaque jour, la première se rapporte au jour (j) et va de 6h du matin à 6h du soir ; (n) la seconde indique une période de temps correspondante, pour la nuit.*

(1) Jour de départ du malade de St Pétersbourg à Berlin.
(2) id id Berlin Paris
(3) id id Paris Pau

TABLE DES MATIÈRES

De l'utilité pratique des études de climatologie....
De la coordination à donner à ces études........ 3

A. — Topographie et météorologie 4

B. — Climatologie médicale proprement dite........... 33

I. — **Affections des voies digestives,** dyspepsie, etc..... 33

II. — **Affections de l'appareil respiratoire**............... 36

1° Laryngite striduleuse ou faux croup 36

2° Diphthérite et croup..................... 37

Absence de malignité et moindre degré de contagion. 38

3° Bronchite aiguë simple.................. 40

4° Phthisie pulmonaire..................... 41

Difficultés et importance de cette étude climatologique................................. 42

Le climat d'un pays est indécomposable.......... 44

Analogie avec les questions d'hydrologie et de matière médicale.......................... 45

§ 1er. Tel climat est-il réellement avantageux, indifférent ou nuisible?.............................. 46

Impossibilité d'établir une statistique probante sur les malades étrangers....................... 46

Des cas de phthisie pulmonaire observés chez les habitants du pays de la classe aisée........... 47

Impossibilité actuelle d'arriver à des résultats précis pour la classe indigente..................... 49

De l'observation des contrastes. — Application à la détermination d'un diagnostic obscur et à l'appréciation de l'influence climatérique d'un pays.. 51

De l'influence exercée par notre climat sur la marche de la tuberculose pulmonaire.—Observations. 53
De la valeur à accorder au témoignage des malades. 61

§ 2e. Des diverses conditions qui font varier, dans la pratique, l'action climatérique d'un pays 63
Influence exercée par le temps sombre, pluvieux et couvert 63
Influence exercée par l'époque d'arrivée des malades. 66
Influence exercée par la période plus ou moins avancée de la tuberculose...................... 67
Des principales raisons qui s'opposent à l'incertitude du diagnostic au début du mal 67
Observation par MM. les professeurs Rauchfuss (de Saint-Pétersbourg) et Jaccoud.............. 69
De quelques règles servant à fixer, dans la pratique, la durée du séjour des malades dans le Midi.... 75
Danger pouvant résulter d'un séjour insuffisant.— Observation 76
Des conditions qui doivent faire varier la fixation de cette durée.............................. 78

§ 3e. De l'influence exercée par tel ou tel élément climatérique. De la comparaison à établir entre les divers pays d'une même série climatérique............. 79
Des indications à remplir dans le traitement de a phthisie pulmonaire 80
Nécessité d'un air doué de qualités particulières, d'une alimentation réparatrice, etc., etc. 81
Du rôle capital de l'expérience clinique dans les études de climatologie...................... 84
Impossibilité actuelle de comparer avec précision divers climats analogues entre eux............ 84
Des raisons qui doivent servir de guide dans le choix d'une station hivernale, dans la prolongation de séjour ou le changement à conseiller aux malades....................................... 86
Impossibilité d'établir aujourd'hui, sur des bases solides, une classification des diverses stations hivernales. — Exemple fourni par l'appréciation générale portée sur le climat de Pau.......... 89
Des preuves de la tonicité exercée par ce climat... 92

III. — **Affections de l'appareil circulatoire**.............. 94
Endo-péricardite. Rhumatisme................... 94

IV. — **Fièvres** 96
1° De quelques remarques nouvelles sur les fièvres palustres 96
2° Aperçus sur la fièvre typhoïde 100
3° Fièvres éruptives, rougeole, scarlatine, etc... 103
4° Fièvres infectieuses; érysipèle, infection purulente, fièvre puerpérale 106
Planche relative à l'observation V 109
Conclusions 110

FIN DE LA TABLE.

Paris. — Typ. A. Parent, rue Monsieur-le-Prince, 29 et 31.

www.ingramcontent.com/pod-product-compliance
Ingram Content Group UK Ltd.
Pitfield, Milton Keynes, MK11 3LW, UK
UKHW022110190726
13855UKWH00002B/761

9 782012 995499